MON CARNET D'ENTRAÎNEMENT

SAISON

____

Informations Personnelles

👤 **Nom :** ....

👤 **Prénom :** ....

👥 **Numéro adhérent :** ....

📍 **Adresse :** ....

@ **E-mail :** ....

📞 **Téléphone :** ....

🚨 **Personne à prévenir en cas d'urgence** 🚨

👤 ....

📞 ....

@ ....

📍 ....

Mes Routines D'entraînement

Routine 1

Routine 2

Routine 3

Routine 4

Routine 5

Routine 6

Mes Routines D'entraînement

Mes Routines D'entraînement

Routine 13

Routine 14

Routine 15

Routine 16

Routine 17

Routine 18

Mes Routines D'entraînement

Routine 19

Routine 20

Routine 21

Routine 22

Routine 23

Routine 24

Mes Routines D'entraînement

Mon Planning Mensuel

Mois ....

									1
2	3	4	5	6	7	8	9	10	11
12	13	14	15	16	17	18	19	20	21
22	23	24	25	26	27	28	29	30	31

Mois ....

									1
2	3	4	5	6	7	8	9	10	11
12	13	14	15	16	17	18	19	20	21
22	23	24	25	26	27	28	29	30	31

Mois ....

									1
2	3	4	5	6	7	8	9	10	11
12	13	14	15	16	17	18	19	20	21
22	23	24	25	26	27	28	29	30	31

Mon Bilan Initial

Mes Objectifs

Mes Mesures

	Aujourd'hui	Objectif Final

Mes Performances

Type	Aujourd'hui	Objectif Final

Mes Motivations

DATE ..../............./.........................   **POIDS** ....

SÉANCE ....   **DURÉE** ....

ÉCHAUFFEMENT

Exercice	Répétition	Repos

Exercices

Exercice	Série	Charge	Répétition	Repos

ALIMENTATION

Repas	Calories	Carbs	Fat	Protéine

HYDRATATION

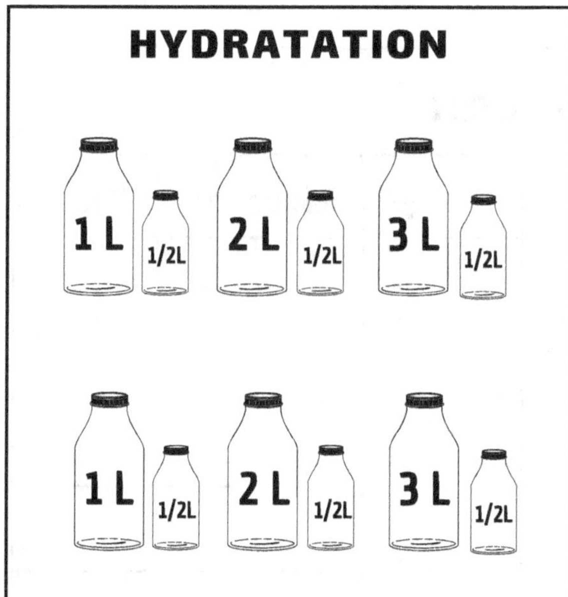

SOMMEIL

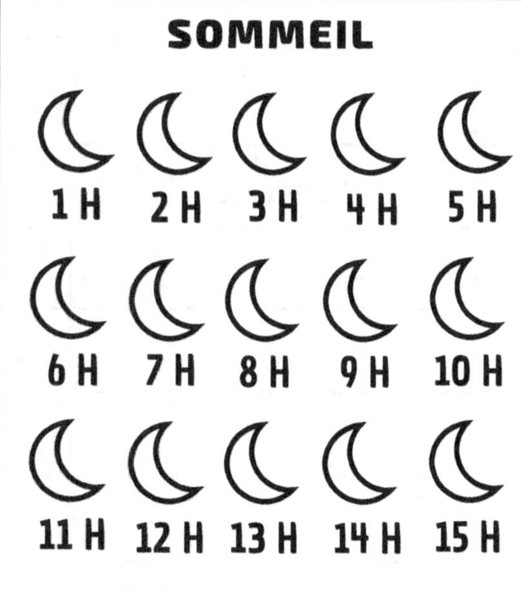

NOTES

....

....

....

....

DATE ..../................/................................ **POIDS** ....

SÉANCE .... **DURÉE** ....

ÉCHAUFFEMENT

Exercice	Répétition	Repos

Exercices

Exercice	Série	Charge	Répétition	Repos

ALIMENTATION

Repas	Calories	Carbs	Fat	Protéine

HYDRATATION

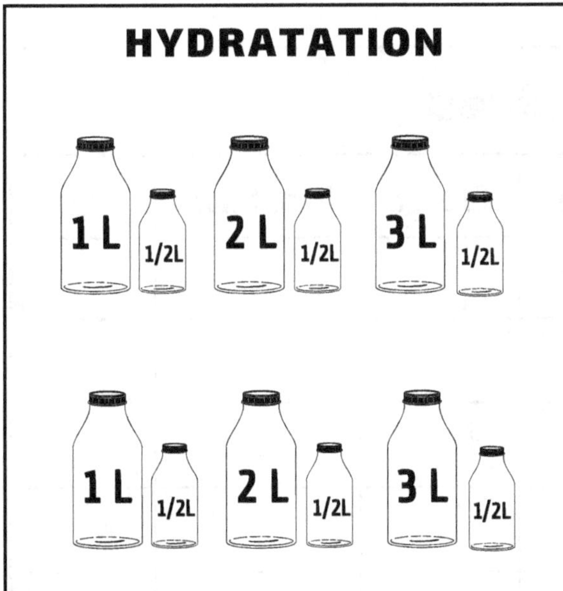

SOMMEIL

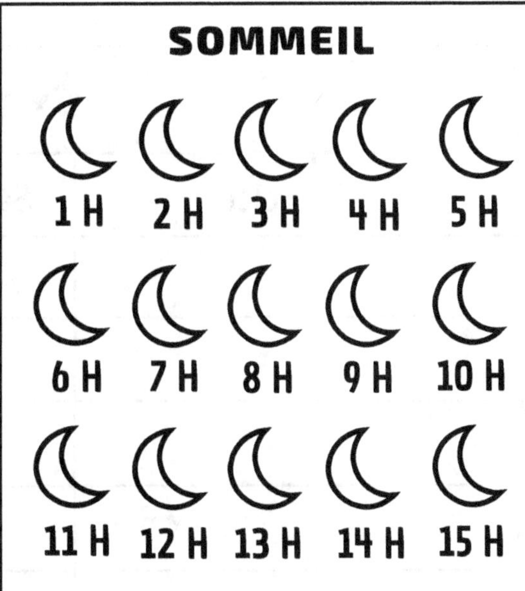

NOTES

....

....

....

....

DATE ..../............/............................ **POIDS** ....

SÉANCE .... **DURÉE** ....

ÉCHAUFFEMENT

Exercice	Répétition	Repos

Exercices

Exercice	Série	Charge	Répétition	Repos

ALIMENTATION

Repas	Calories	Carbs	Fat	Protéine

HYDRATATION

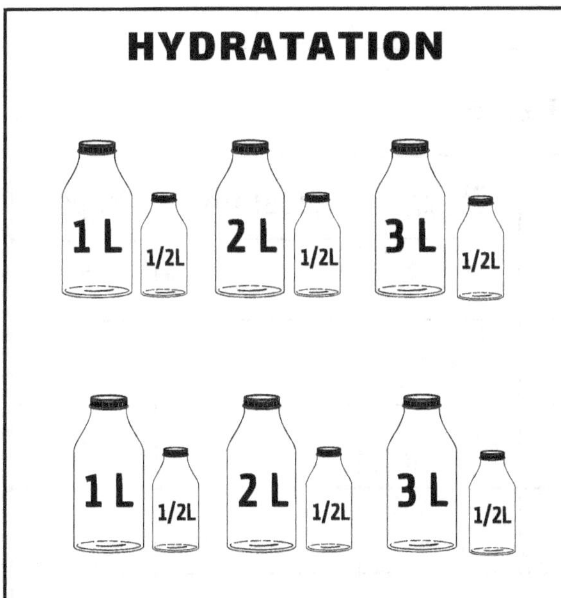

SOMMEIL

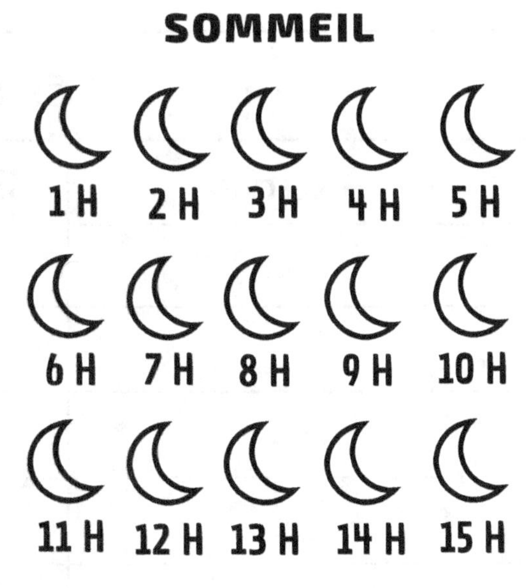

NOTES

....

....

....

....

....

DATE ..../............/....................................   **POIDS** ....

SÉANCE ....   **DURÉE** ....

ÉCHAUFFEMENT

Exercice	Répétition	Repos

Exercices

Exercice	Série	Charge	Répétition	Repos

ALIMENTATION

Repas	Calories	Carbs	Fat	Protéine

HYDRATATION

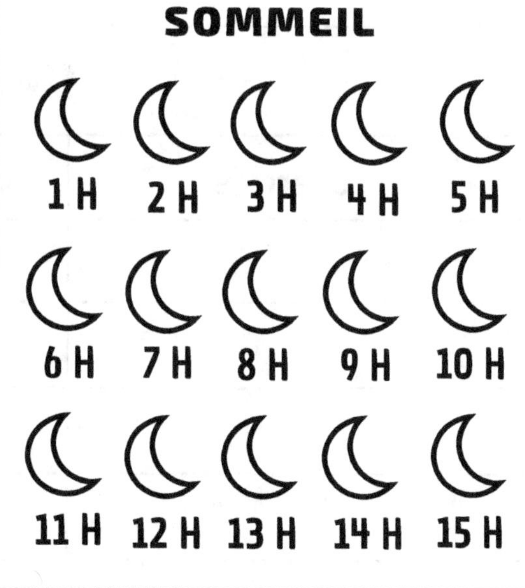

SOMMEIL

1 H   2 H   3 H   4 H   5 H
6 H   7 H   8 H   9 H   10 H
11 H   12 H   13 H   14 H   15 H

NOTES

....

....

....

....

DATE ..../............./............................ **POIDS** ....

SÉANCE .... **DURÉE** ....

ÉCHAUFFEMENT

Exercice	Répétition	Repos

Exercices

Exercice	Série	Charge	Répétition	Repos

ALIMENTATION

Repas	Calories	Carbs	Fat	Protéine

HYDRATATION

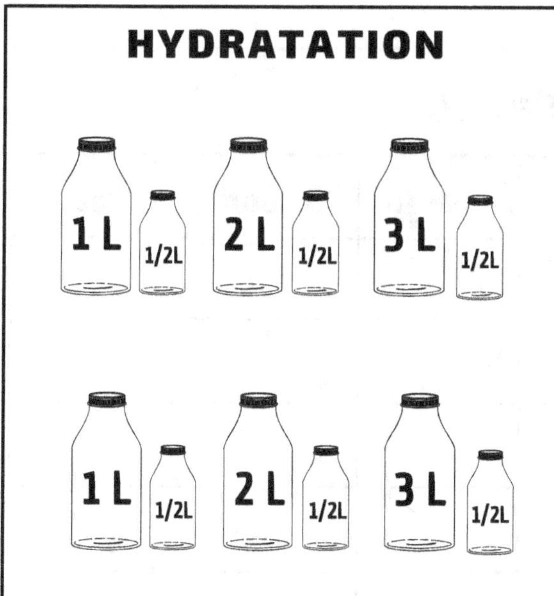

SOMMEIL

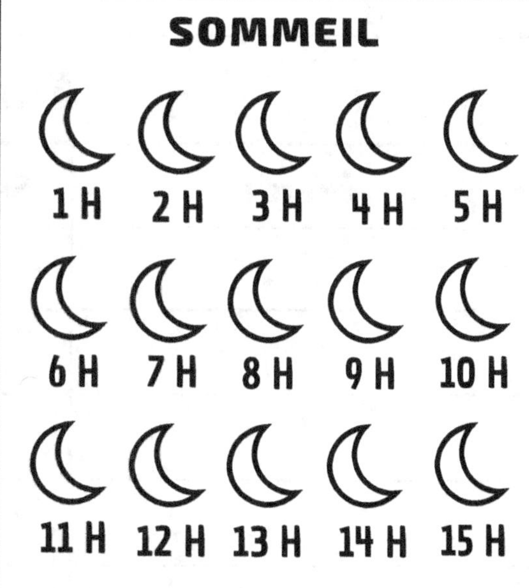

NOTES

....

....

....

....

DATE ..../............./............................   **POIDS** ....

SÉANCE ....   **DURÉE** ....

ÉCHAUFFEMENT

Exercice	Répétition	Repos

Exercices

Exercice	Série	Charge	Répétition	Repos

ALIMENTATION

Repas	Calories	Carbs	Fat	Protéine

HYDRATATION

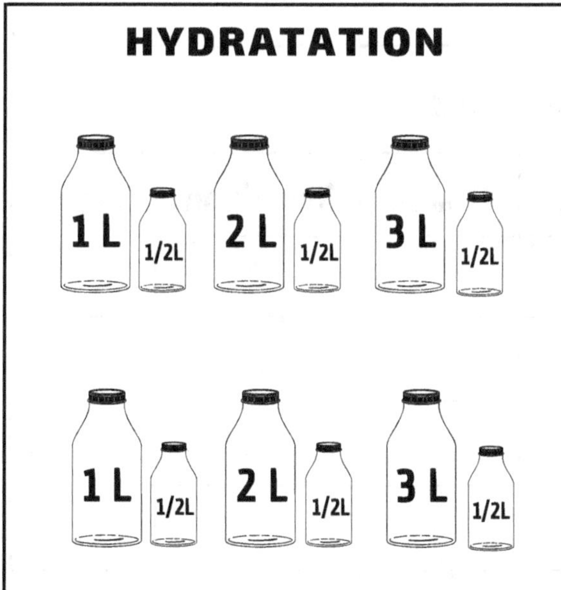

SOMMEIL

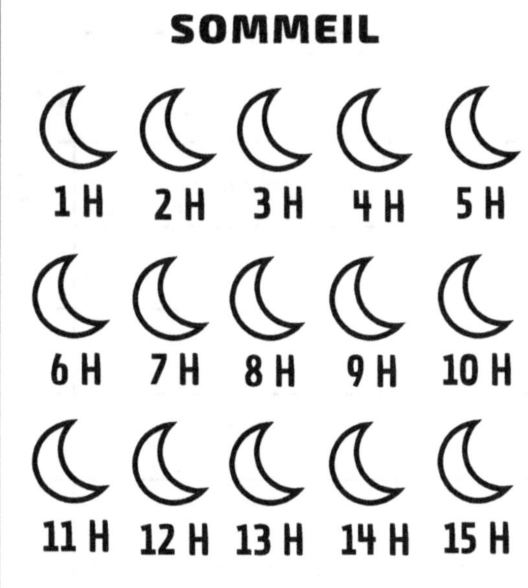

NOTES

....

....

....

....

DATE ..../.............../..................................   **POIDS** ....

SÉANCE ....   **DURÉE** ....

ÉCHAUFFEMENT

Exercice	Répétition	Repos

Exercices

Exercice	Série	Charge	Répétition	Repos

ALIMENTATION

Repas	Calories	Carbs	Fat	Protéine

HYDRATATION

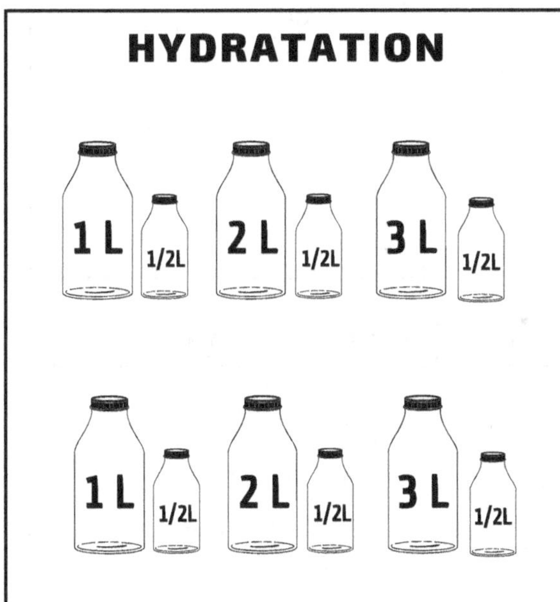

SOMMEIL

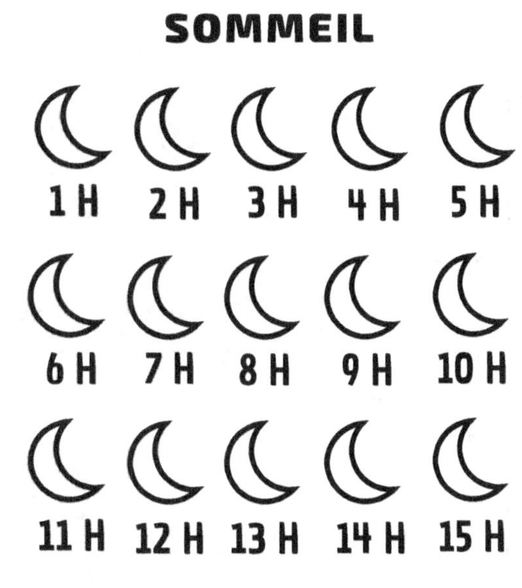

NOTES

....

....

....

....

Mon Bilan Hebdomadaire

MES MESURES

	Aujourd'hui	Objectif Prochain

MES PERFORMANCES

Type	Aujourd'hui	Objectif Prochain

Mes Objectifs Pour La Semaine Prochaine

BILAN

ÉVALUATION

☆
☆
☆
☆
☆

DATE ..../.............../........................ **POIDS** ....

SÉANCE .... **DURÉE** ....

ÉCHAUFFEMENT

Exercice	Répétition	Repos

Exercices

Exercice	Série	Charge	Répétition	Repos

ALIMENTATION

Repas	Calories	Carbs	Fat	Protéine

HYDRATATION

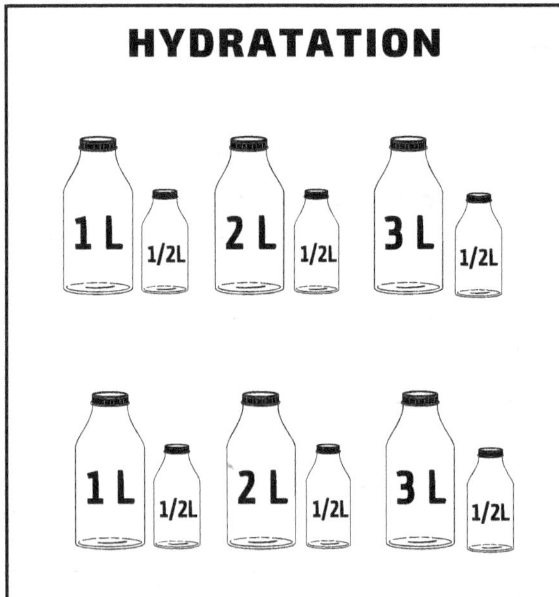

SOMMEIL

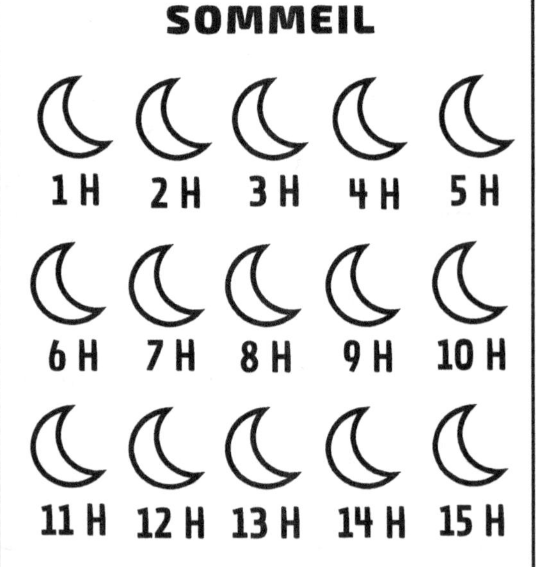

NOTES

....

....

....

....

....

DATE ..../............./............................   **POIDS** ....

SÉANCE ....   **DURÉE** ....

ÉCHAUFFEMENT

Exercice	Répétition	Repos

Exercices

Exercice	Série	Charge	Répétition	Repos

ALIMENTATION

Repas	Calories	Carbs	Fat	Protéine

HYDRATATION

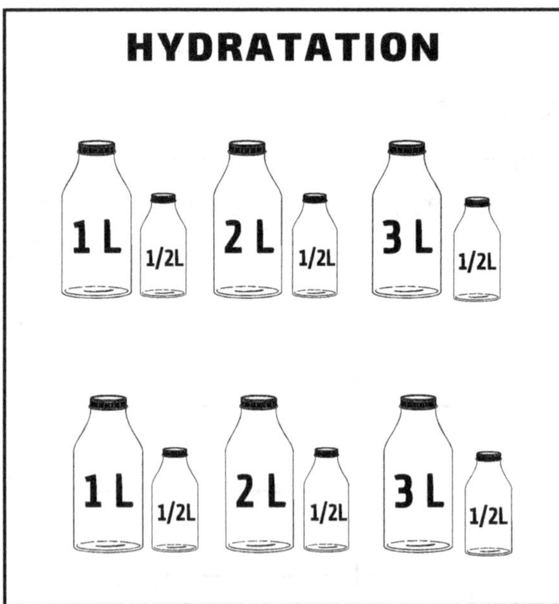

SOMMEIL

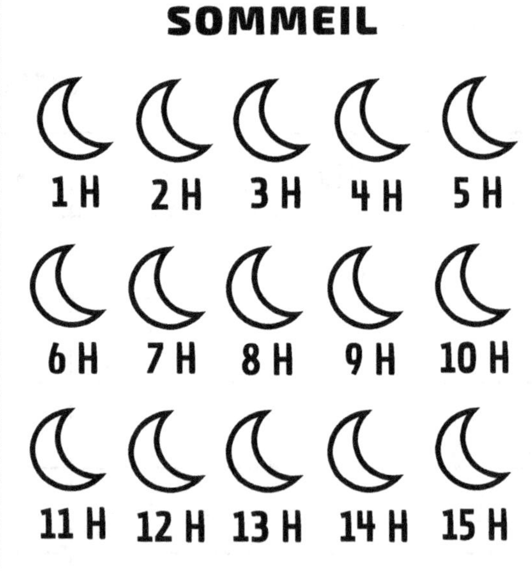

NOTES

....

....

....

....

DATE ..../............/............................ **POIDS** ....

SÉANCE .... **DURÉE** ....

ÉCHAUFFEMENT

Exercice	Répétition	Repos

Exercices

Exercice	Série	Charge	Répétition	Repos

ALIMENTATION

Repas	Calories	Carbs	Fat	Protéine

HYDRATATION

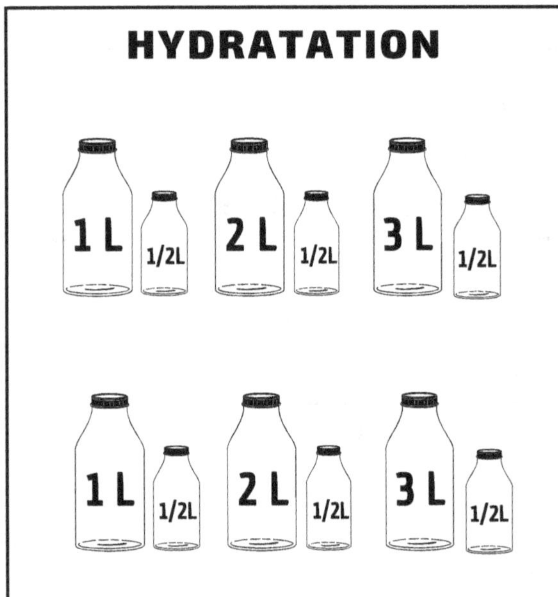

SOMMEIL

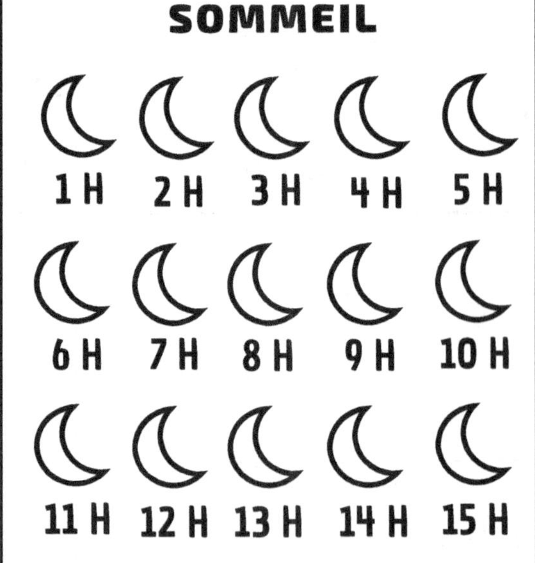

NOTES

....

....

....

....

....

DATE ..../............./...........................   **POIDS** ....

SÉANCE ....   **DURÉE** ....

ÉCHAUFFEMENT

Exercice	Répétition	Repos

Exercices

Exercice	Série	Charge	Répétition	Repos

ALIMENTATION

	Repas	Calories	Carbs	Fat	Protéine

HYDRATATION

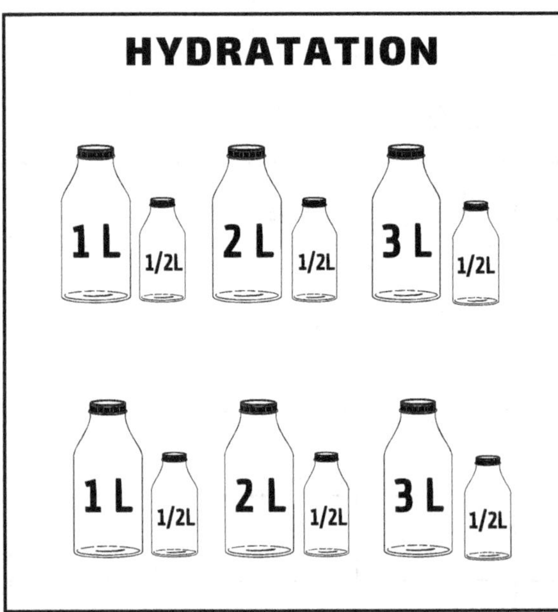

SOMMEIL

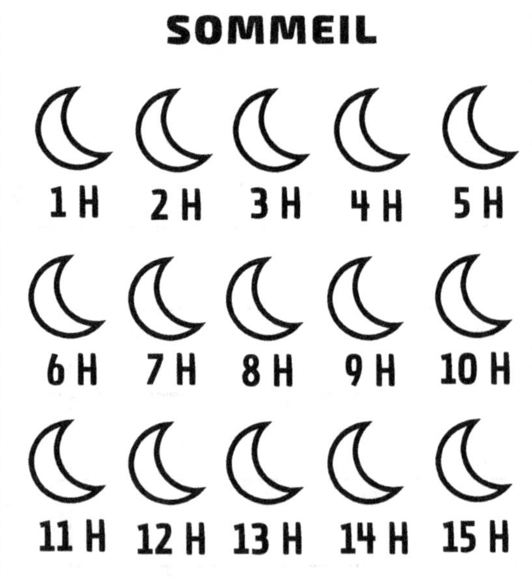

NOTES

DATE ..../............./.......................   **POIDS** ....

SÉANCE ....   **DURÉE** ....

ÉCHAUFFEMENT

Exercice	Répétition	Repos

Exercices

Exercice	Série	Charge	Répétition	Repos

ALIMENTATION

Repas	Calories	Carbs	Fat	Protéine

HYDRATATION

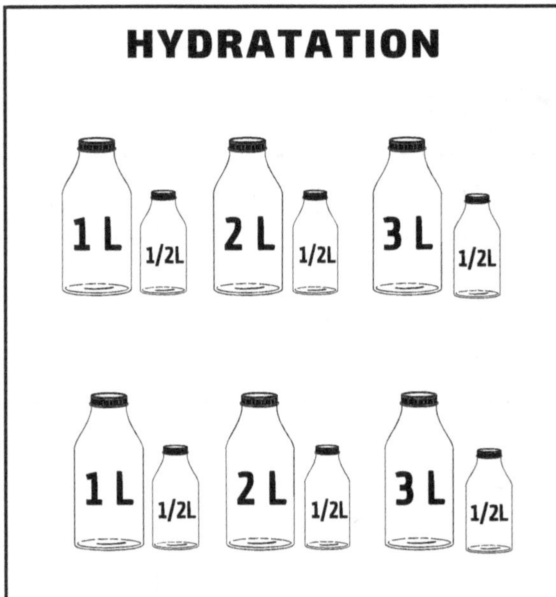

SOMMEIL

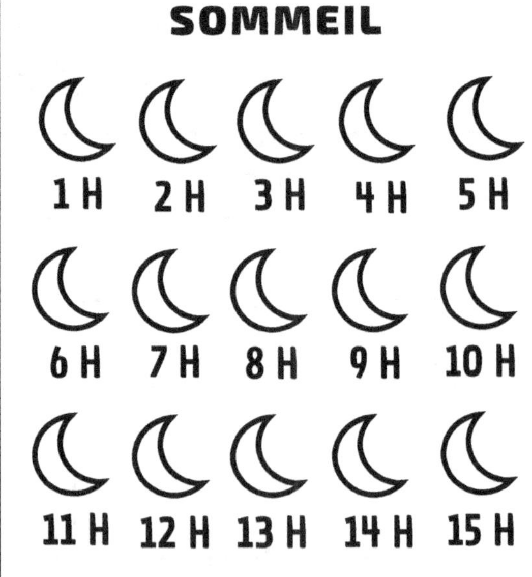

NOTES

DATE ..../............./............................   **POIDS** ....

SÉANCE ....   **DURÉE** ....

ÉCHAUFFEMENT

Exercice	Répétition	Repos

Exercices

Exercice	Série	Charge	Répétition	Repos

ALIMENTATION

Repas	Calories	Carbs	Fat	Protéine

HYDRATATION

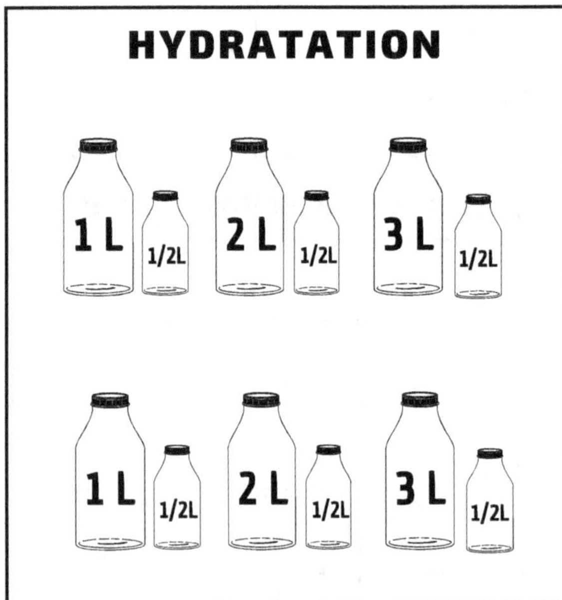

SOMMEIL

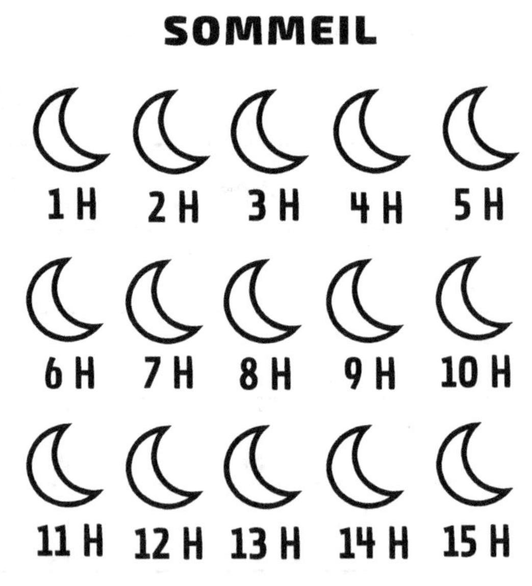

NOTES

....

....

....

....

DATE ..../.............../................................ **POIDS** ....

SÉANCE .... **DURÉE** ....

ÉCHAUFFEMENT

Exercice	Répétition	Repos

Exercices

Exercice	Série	Charge	Répétition	Repos

ALIMENTATION

Repas	Calories	Carbs	Fat	Protéine

HYDRATATION

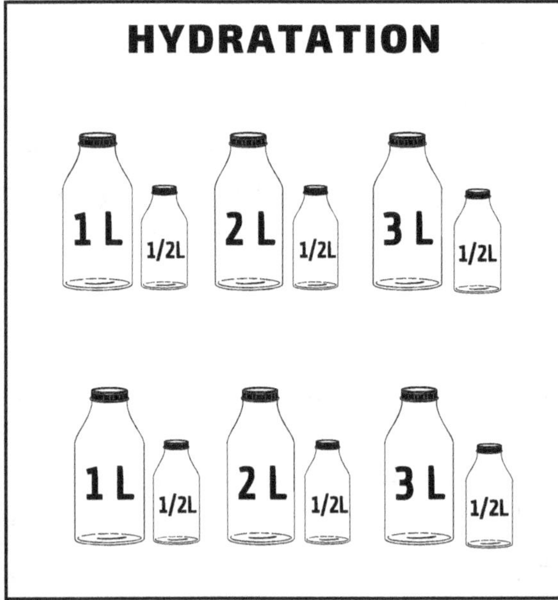

SOMMEIL

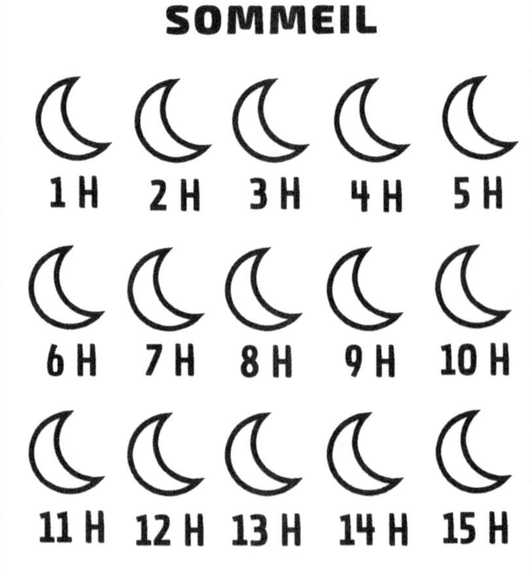

NOTES

Mon Bilan Hebdomadaire

MES MESURES

	Aujourd'hui	Objectif Prochain

MES PERFORMANCES

Type	Aujourd'hui	Objectif Prochain

Mes Objectifs Pour La Semaine Prochaine

BILAN

ÉVALUATION

☆
☆
☆
☆
☆

DATE ..../.............../............................ **POIDS** ....

SÉANCE .... **DURÉE** ....

ÉCHAUFFEMENT

Exercice	Répétition	Repos

Exercices

Exercice	Série	Charge	Répétition	Repos

ALIMENTATION

Repas	Calories	Carbs	Fat	Protéine

HYDRATATION

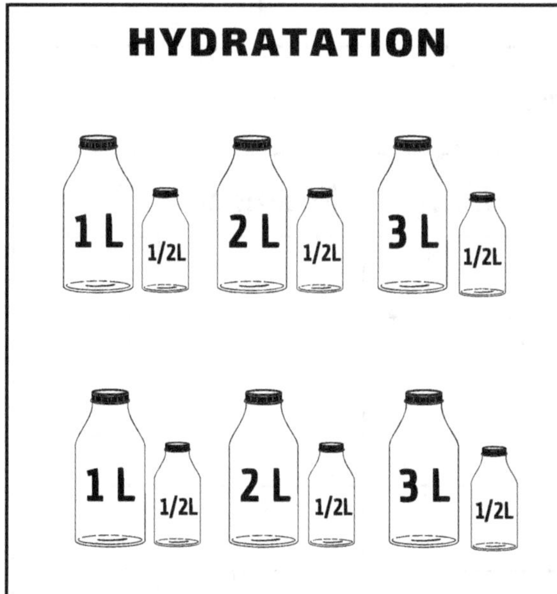

SOMMEIL

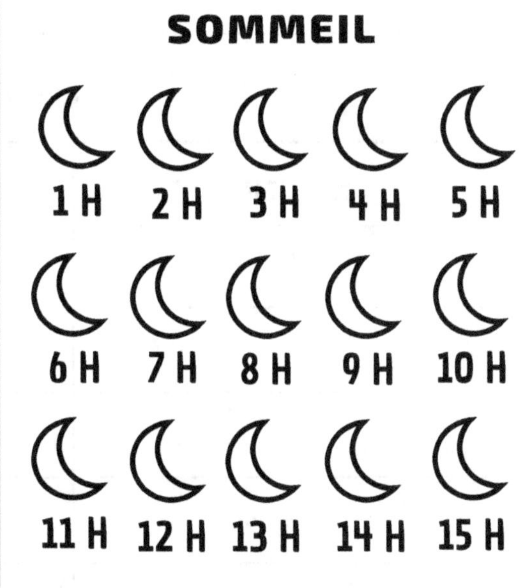

NOTES

....

....

....

....

....

DATE ..../............/.........................   **POIDS** ....

SÉANCE ....   **DURÉE** ....

ÉCHAUFFEMENT

Exercice	Répétition	Repos

Exercices

Exercice	Série	Charge	Répétition	Repos

ALIMENTATION

Repas	Calories	Carbs	Fat	Protéine

HYDRATATION

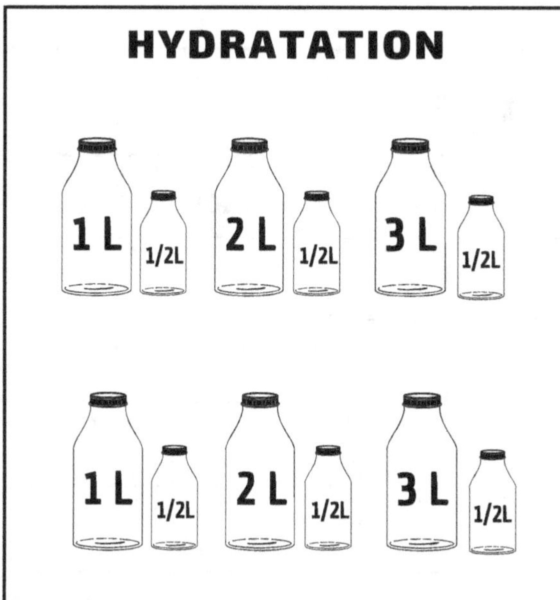

SOMMEIL

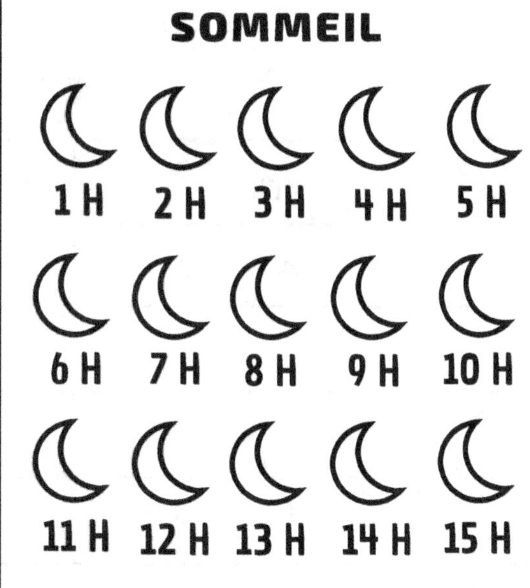

NOTES

....

....

....

....

....

DATE ..../............/............................   **POIDS** ....

SÉANCE ....   **DURÉE** ....

ÉCHAUFFEMENT

Exercice	Répétition	Repos

Exercices

Exercice	Série	Charge	Répétition	Repos

ALIMENTATION

Repas	Calories	Carbs	Fat	Protéine

HYDRATATION

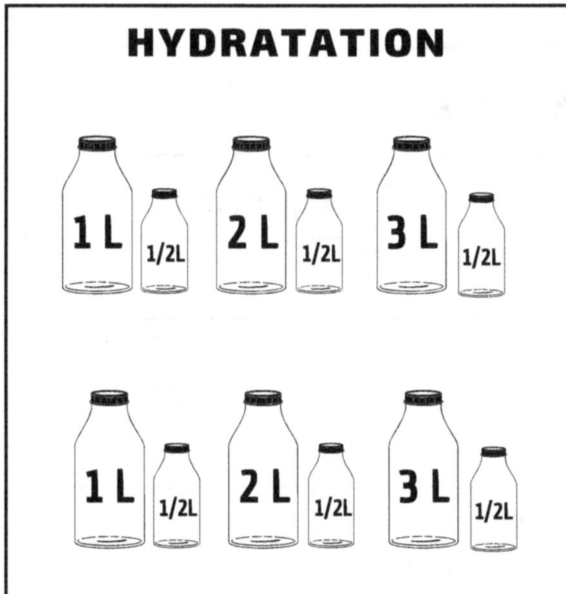

SOMMEIL

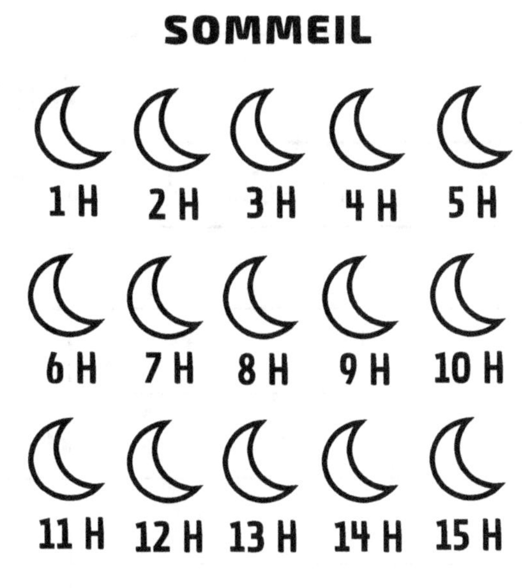

NOTES

DATE ..../............./........................ POIDS ....

SÉANCE .... DURÉE ....

ÉCHAUFFEMENT

Exercice	Répétition	Repos

Exercices

Exercice	Série	Charge	Répétition	Repos

ALIMENTATION

Repas	Calories	Carbs	Fat	Protéine

HYDRATATION

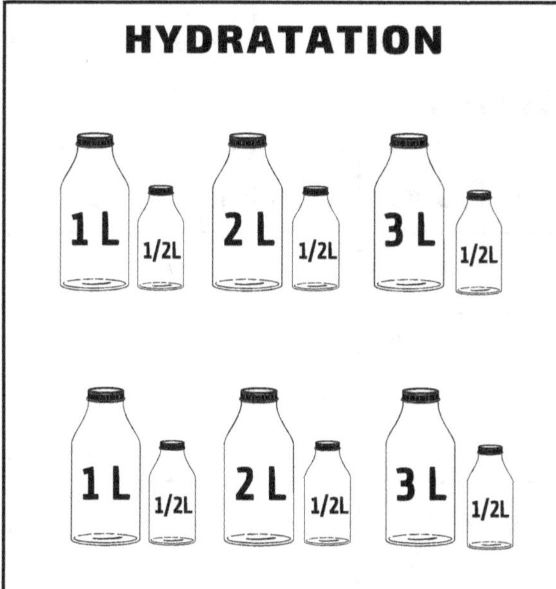

SOMMEIL

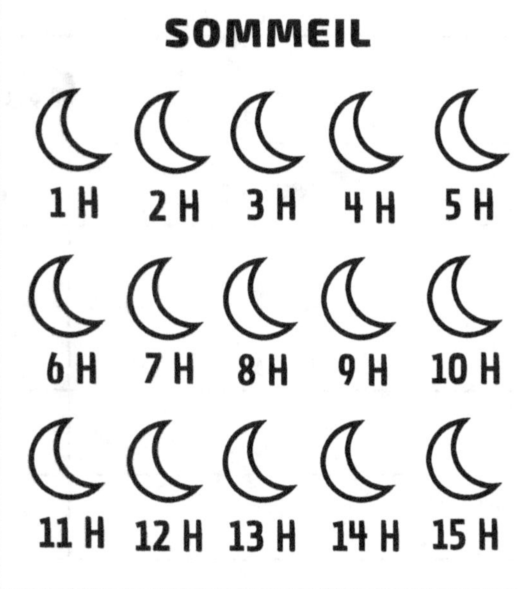

NOTES

....

....

....

....

....

DATE ..../............./............................ **POIDS** ....

SÉANCE .... **DURÉE** ....

ÉCHAUFFEMENT

Exercice	Répétition	Repos

Exercices

Exercice	Série	Charge	Répétition	Repos

ALIMENTATION

Repas	Calories	Carbs	Fat	Protéine

HYDRATATION

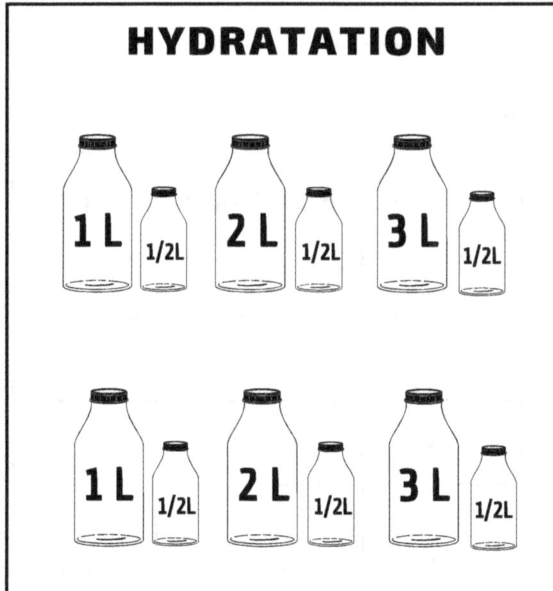

SOMMEIL

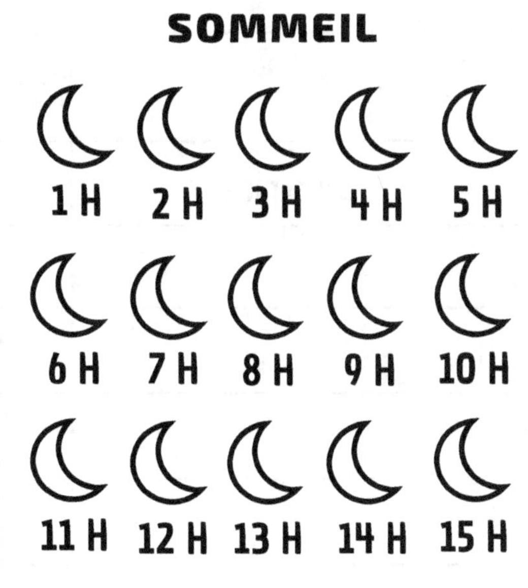

NOTES

DATE ..../............/............................   **POIDS** ....

SÉANCE ....   **DURÉE** ....

ÉCHAUFFEMENT

Exercice	Répétition	Repos

Exercices

Exercice	Série	Charge	Répétition	Repos

ALIMENTATION

Repas	Calories	Carbs	Fat	Protéine

HYDRATATION

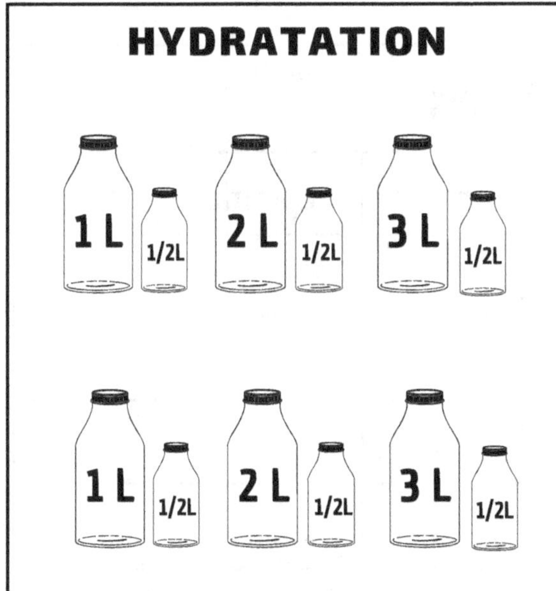

SOMMEIL

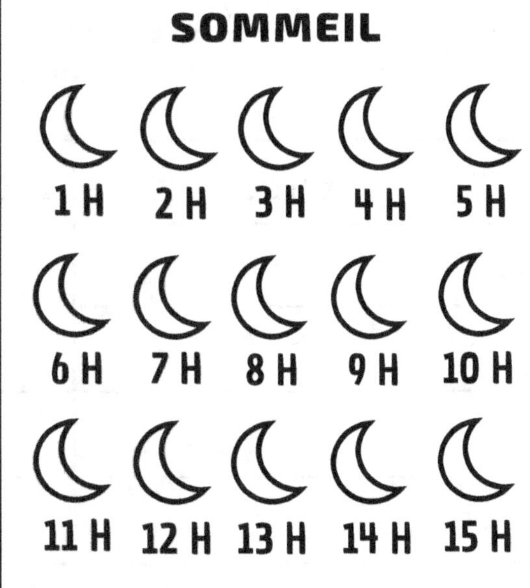

NOTES

DATE ..../............./............................ **POIDS** ....

SÉANCE .... **DURÉE** ....

ÉCHAUFFEMENT

Exercice	Répétition	Repos

Exercices

Exercice	Série	Charge	Répétition	Repos

ALIMENTATION

Repas	Calories	Carbs	Fat	Protéine

HYDRATATION

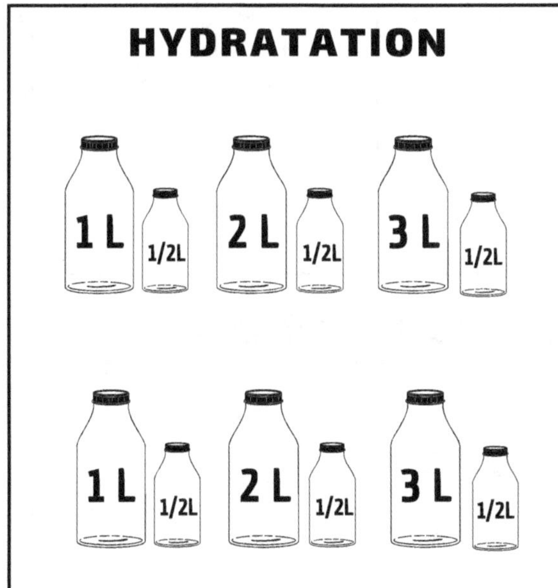

SOMMEIL

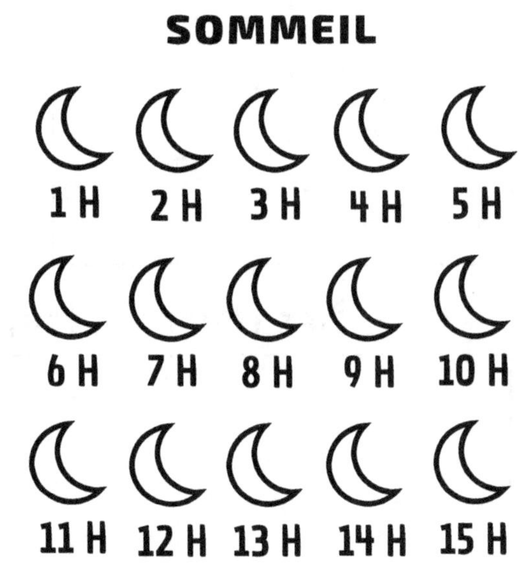

NOTES

....

....

....

....

....

Mon Bilan Hebdomadaire

MES MESURES

	Aujourd'hui	Objectif Prochain

MES PERFORMANCES

Type	Aujourd'hui	Objectif Prochain

Mes Objectifs Pour La Semaine Prochaine

BILAN

ÉVALUATION

☆
☆
☆
☆
☆

DATE ..../.............../............................   **POIDS** ....

SÉANCE ....   **DURÉE** ....

ÉCHAUFFEMENT

Exercice	Répétition	Repos

Exercices

Exercice	Série	Charge	Répétition	Repos

ALIMENTATION

Repas	Calories	Carbs	Fat	Protéine

HYDRATATION

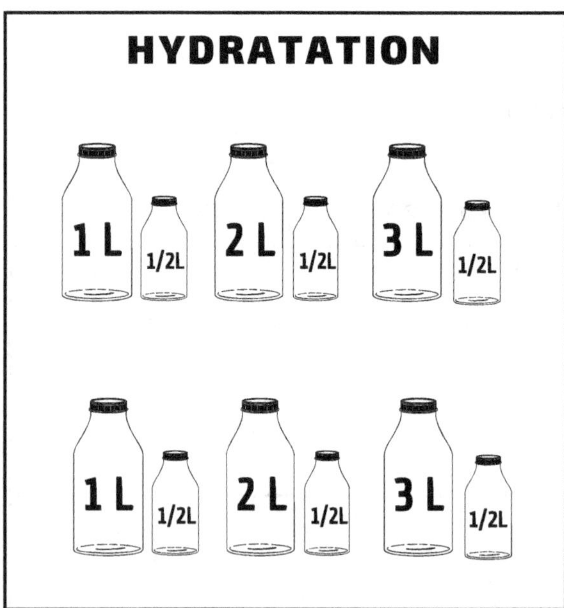

SOMMEIL

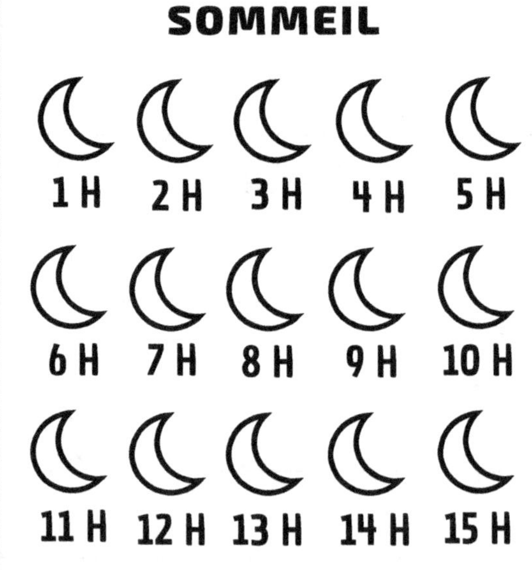

NOTES

....

....

....

....

....

DATE ..../.............../........................   **POIDS** ....

SÉANCE ....   **DURÉE** ....

ÉCHAUFFEMENT

Exercice	Répétition	Repos

Exercices

Exercice	Série	Charge	Répétition	Repos

ALIMENTATION

Repas	Calories	Carbs	Fat	Protéine

HYDRATATION

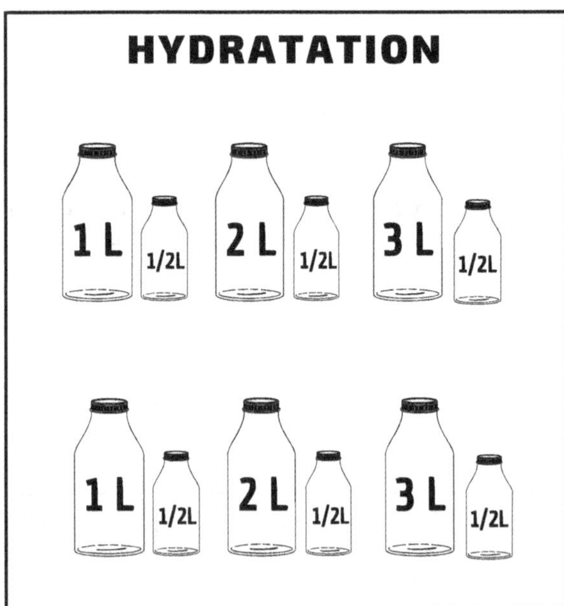

SOMMEIL

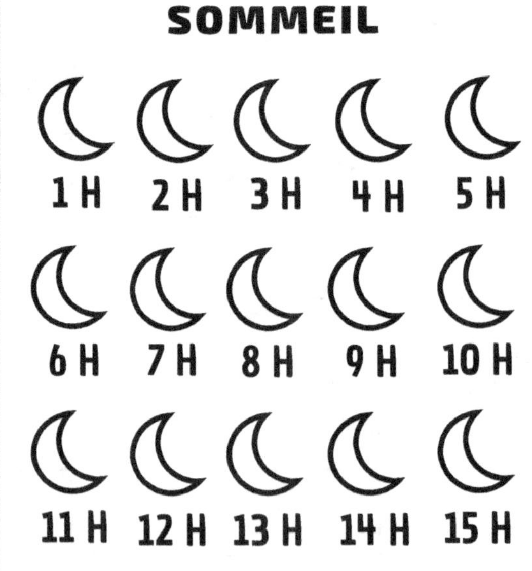

NOTES

DATE ..../.............../.........................   POIDS ....

SÉANCE ....   DURÉE ....

ÉCHAUFFEMENT

Exercice	Répétition	Repos

Exercices

Exercice	Série	Charge	Répétition	Repos

ALIMENTATION

Repas	Calories	Carbs	Fat	Protéine

HYDRATATION

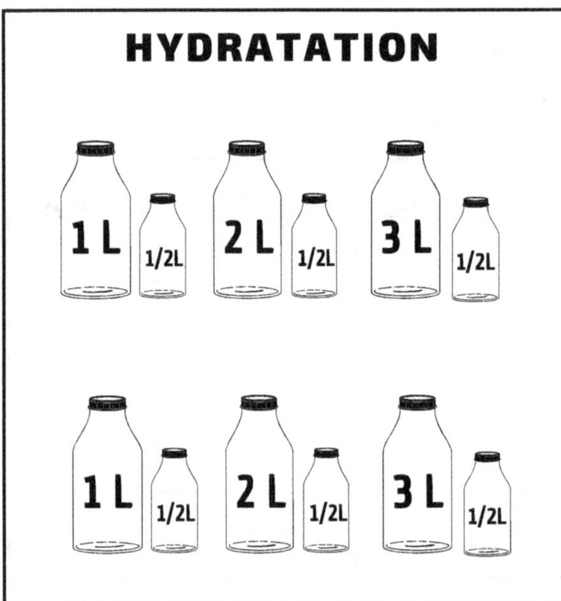

SOMMEIL

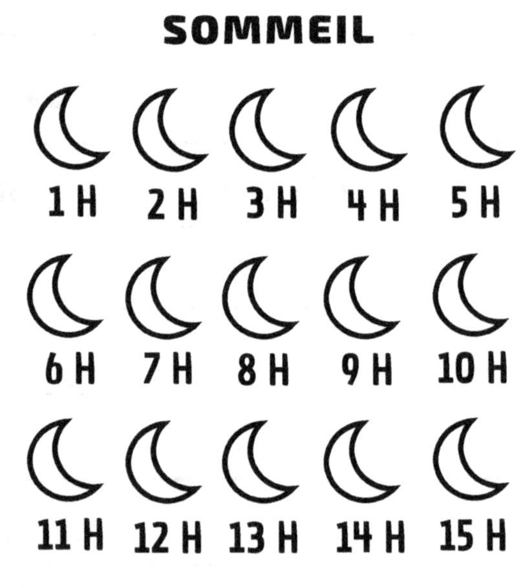

NOTES

....

....

....

....

DATE ..../............./............................   **POIDS** ....

SÉANCE ....   **DURÉE** ....

ÉCHAUFFEMENT

Exercice	Répétition	Repos

Exercices

Exercice	Série	Charge	Répétition	Repos

ALIMENTATION

Repas	Calories	Carbs	Fat	Protéine

HYDRATATION

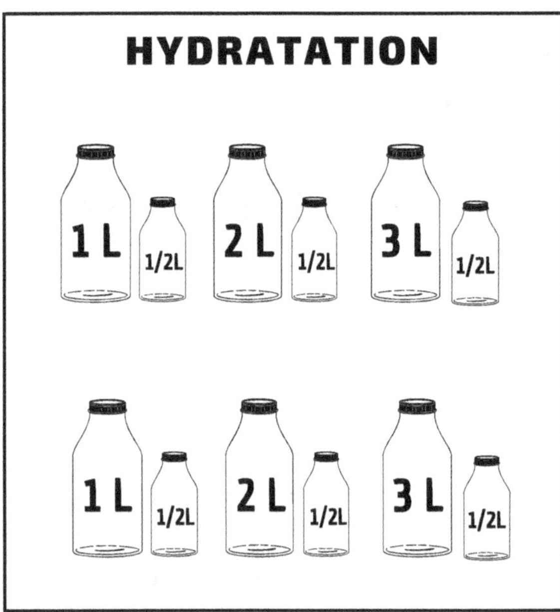

SOMMEIL

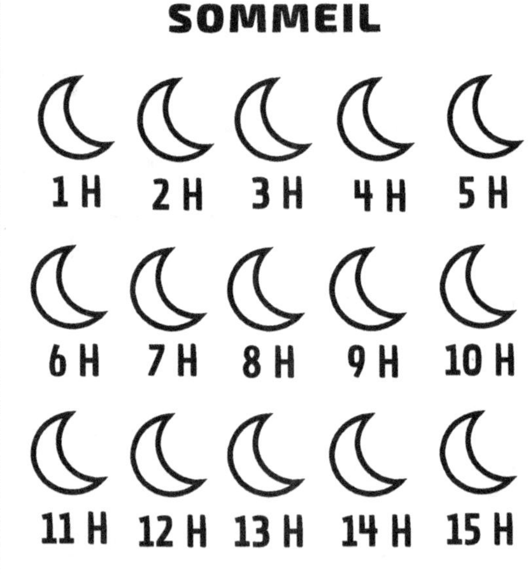

NOTES

....

....

....

....

DATE ..../............../........................ **POIDS** ....

SÉANCE .... **DURÉE** ....

ÉCHAUFFEMENT

Exercice	Répétition	Repos

Exercices

Exercice	Série	Charge	Répétition	Repos

ALIMENTATION

Repas	Calories	Carbs	Fat	Protéine

HYDRATATION

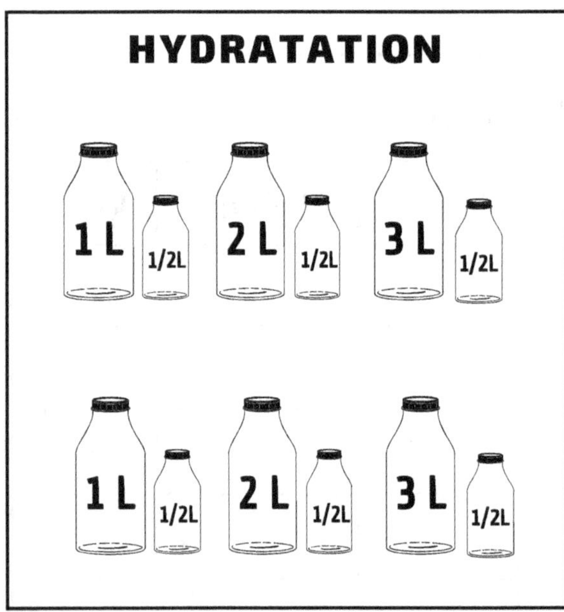

SOMMEIL

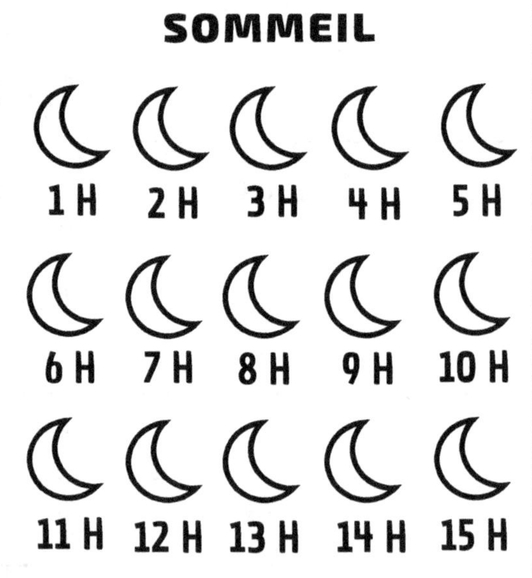

NOTES

....

....

....

....

....

DATE ..../.............../............................ **POIDS** ....

SÉANCE .... **DURÉE** ....

ÉCHAUFFEMENT

Exercice	Répétition	Repos

Exercices

Exercice	Série	Charge	Répétition	Repos

ALIMENTATION

Repas	Calories	Carbs	Fat	Protéine

HYDRATATION

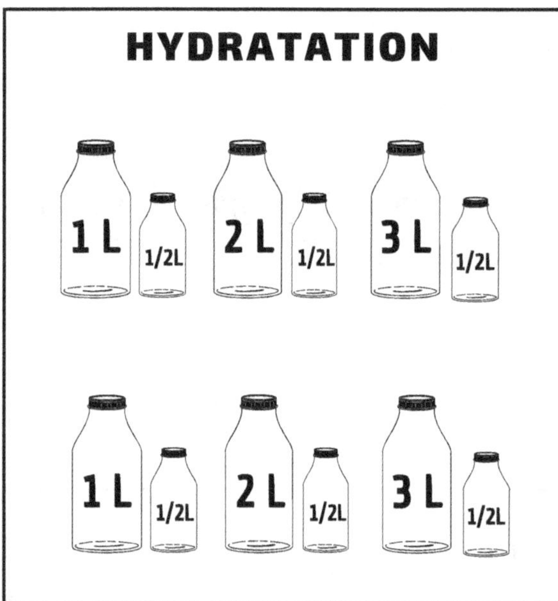

SOMMEIL

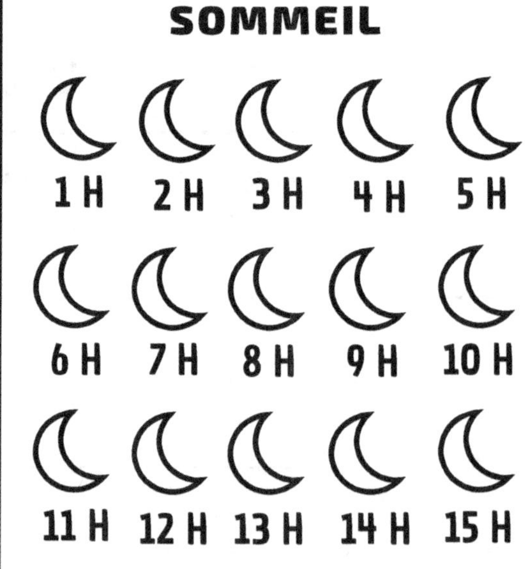

NOTES

....

....

....

....

....

DATE ..../............../............................ POIDS ....

SÉANCE .... DURÉE ....

ÉCHAUFFEMENT

Exercice	Répétition	Repos

Exercices

Exercice	Série	Charge	Répétition	Repos

ALIMENTATION

Repas	Calories	Carbs	Fat	Protéine

HYDRATATION

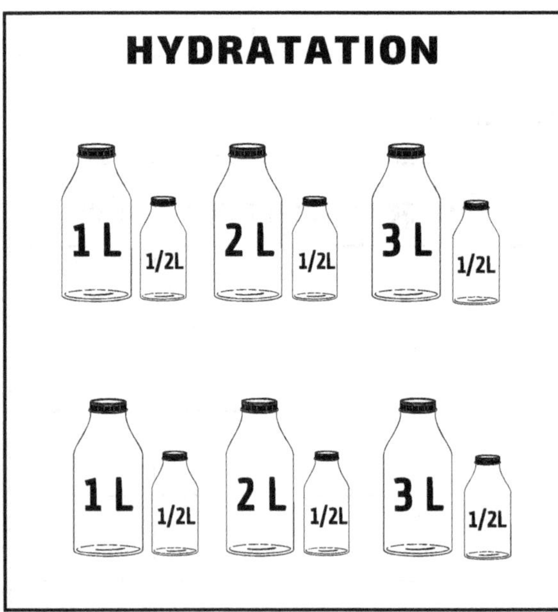

SOMMEIL

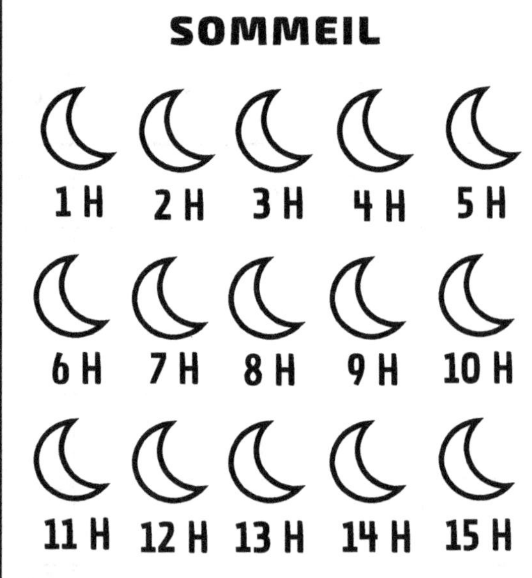

NOTES

....

....

....

....

....

Mon Bilan Hebdomadaire

MES MESURES

	Aujourd'hui	Objectif Prochain

MES PERFORMANCES

Type	Aujourd'hui	Objectif Prochain

Mes Objectifs Pour La Semaine Prochaine

BILAN

ÉVALUATION

DATE ..../............/......................................   **POIDS** ....

SÉANCE ....   **DURÉE** ....

ÉCHAUFFEMENT

Exercice	Répétition	Repos

Exercices

Exercice	Série	Charge	Répétition	Repos

ALIMENTATION

Repas	Calories	Carbs	Fat	Protéine

HYDRATATION

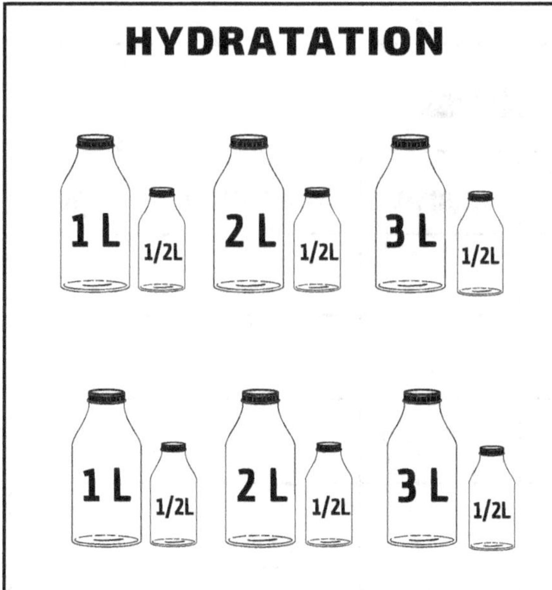

SOMMEIL

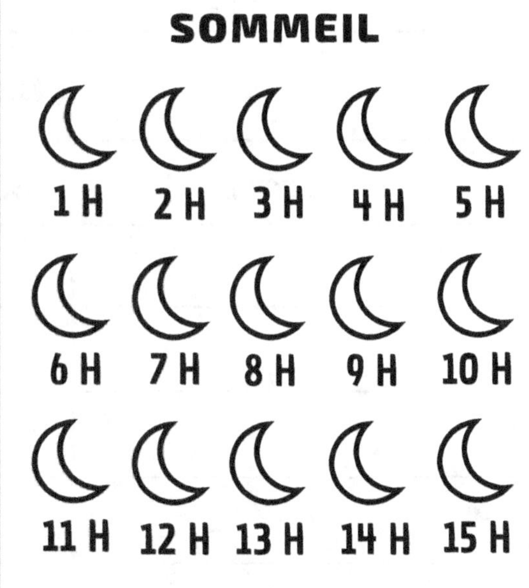

NOTES

....

....

....

....

....

DATE ..../.........../................................   **POIDS** ....

SÉANCE ....   **DURÉE** ....

ÉCHAUFFEMENT

Exercice	Répétition	Repos

Exercices

Exercice	Série	Charge	Répétition	Repos

ALIMENTATION

Repas	Calories	Carbs	Fat	Protéine

HYDRATATION

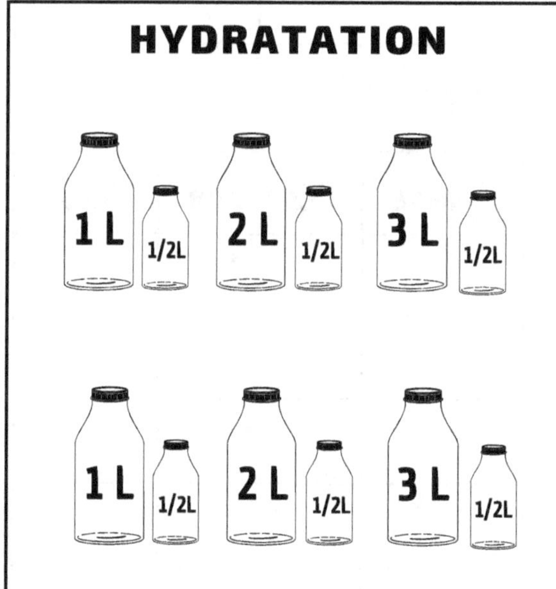

SOMMEIL

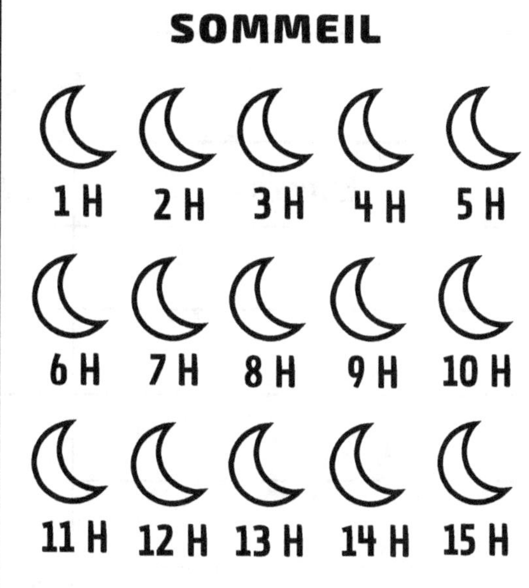

NOTES

....
....
....
....

DATE ..../............./..................................   **POIDS** ....

SÉANCE ....   **DURÉE** ....

ÉCHAUFFEMENT

Exercice	Répétition	Repos

Exercices

Exercice	Série	Charge	Répétition	Repos

ALIMENTATION

Repas	Calories	Carbs	Fat	Protéine

HYDRATATION

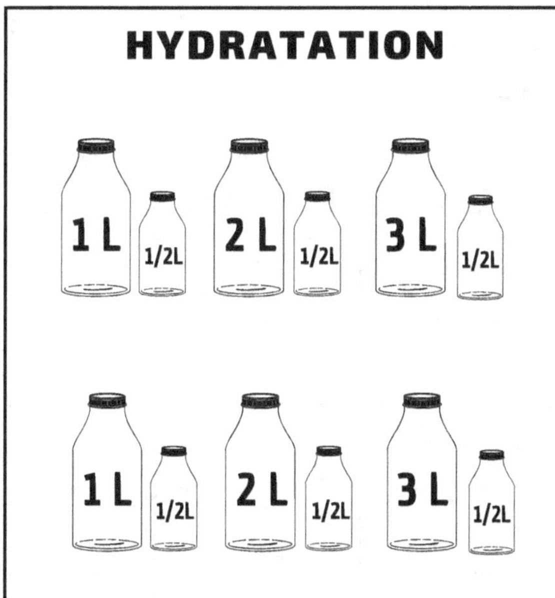

SOMMEIL

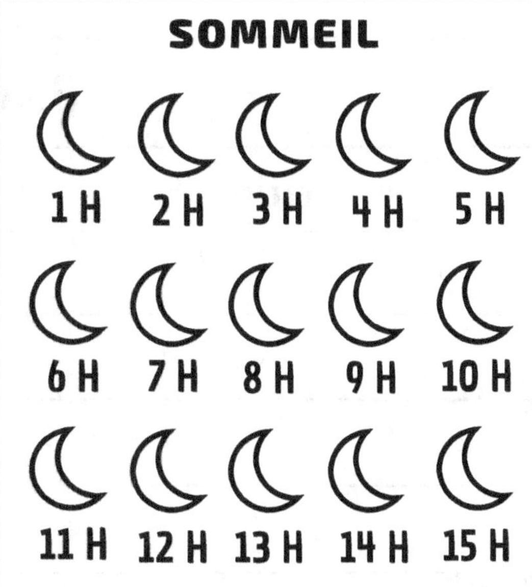

NOTES

....

....

....

....

DATE ..../.........../..........................   **POIDS** ....

SÉANCE ....   **DURÉE** ....

ÉCHAUFFEMENT

Exercice	Répétition	Repos

Exercices

Exercice	Série	Charge	Répétition	Repos

ALIMENTATION

Repas	Calories	Carbs	Fat	Protéine

HYDRATATION

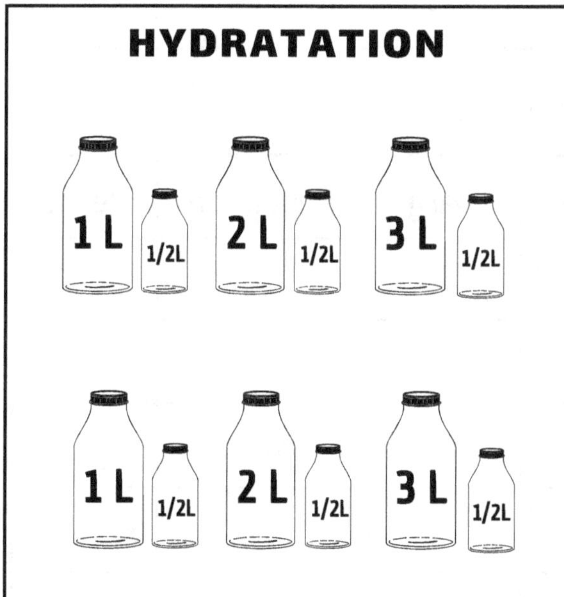

SOMMEIL

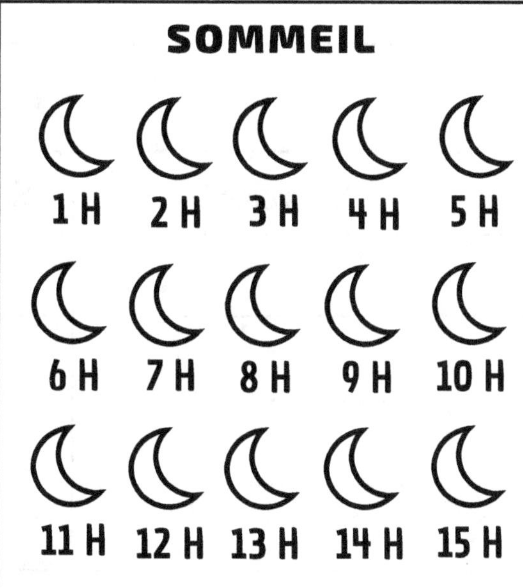

NOTES

....

....

....

....

DATE ..../.........../................................   **POIDS** ....

SÉANCE ....   **DURÉE** ....

ÉCHAUFFEMENT

Exercice	Répétition	Repos

Exercices

Exercice	Série	Charge	Répétition	Repos

ALIMENTATION

Repas	Calories	Carbs	Fat	Protéine

HYDRATATION

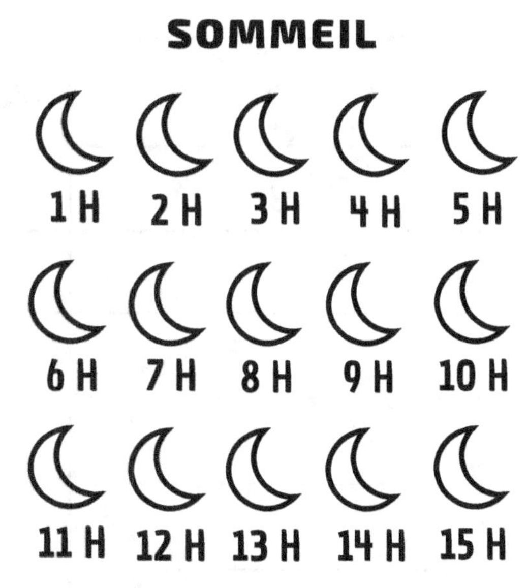

SOMMEIL

1 H 2 H 3 H 4 H 5 H

6 H 7 H 8 H 9 H 10 H

11 H 12 H 13 H 14 H 15 H

NOTES

....

....

....

....

....

DATE ..../............/............................ **POIDS** ....

SÉANCE .... **DURÉE** ....

ÉCHAUFFEMENT

Exercice	Répétition	Repos

Exercices

Exercice	Série	Charge	Répétition	Repos

ALIMENTATION

Repas	Calories	Carbs	Fat	Protéine

HYDRATATION

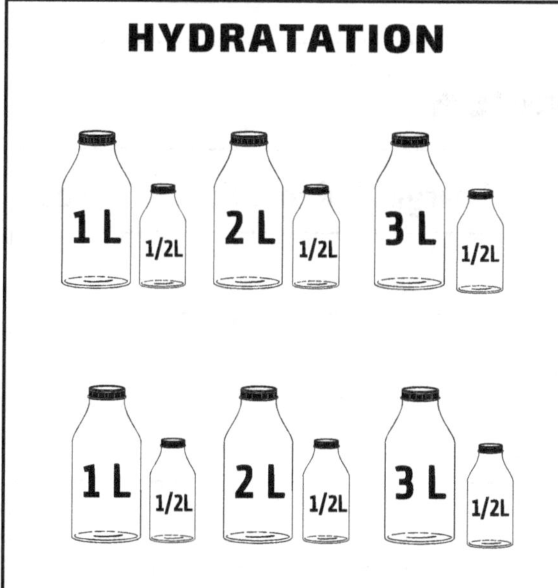

SOMMEIL

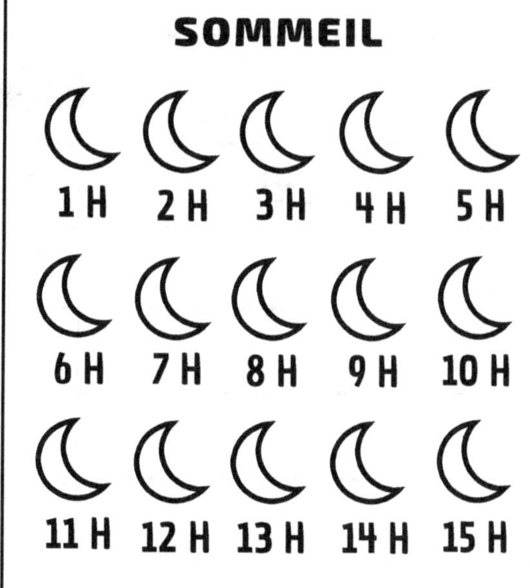

NOTES

....

....

....

....

DATE ..../............./................................   **POIDS** ....

SÉANCE ....   **DURÉE** ....

ÉCHAUFFEMENT

Exercice	Répétition	Repos

Exercices

Exercice	Série	Charge	Répétition	Repos

ALIMENTATION

Repas	Calories	Carbs	Fat	Protéine

HYDRATATION

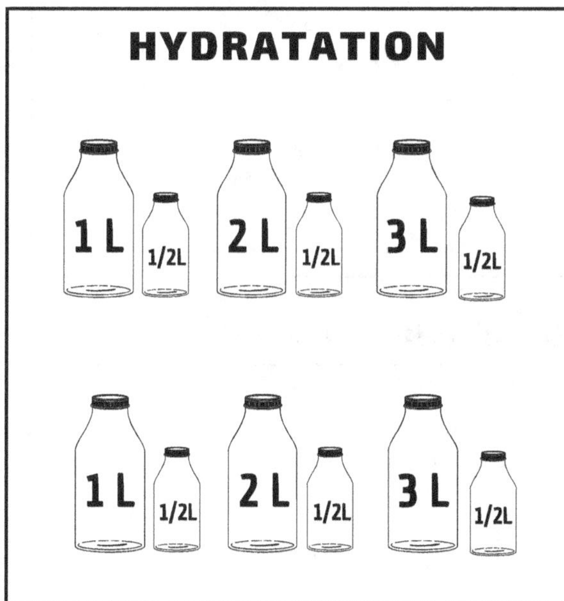

SOMMEIL

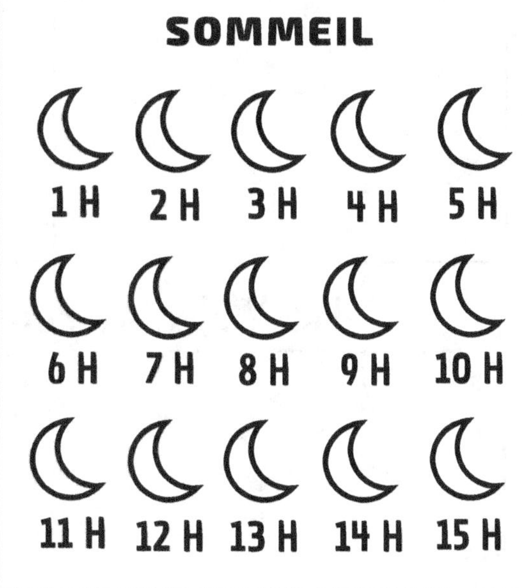

NOTES

....

....

....

....

....

Mon Bilan Hebdomadaire

MES MESURES

	Aujourd'hui	Objectif Prochain

MES PERFORMANCES

Type	Aujourd'hui	Objectif Prochain

Mes Objectifs Pour La Semaine Prochaine

BILAN

ÉVALUATION

☆
☆
☆
☆
☆

DATE ..../.............../............................ **POIDS** ....

SÉANCE .... **DURÉE** ....

ÉCHAUFFEMENT

Exercice	Répétition	Repos

Exercices

Exercice	Série	Charge	Répétition	Repos

ALIMENTATION

Repas	Calories	Carbs	Fat	Protéine

HYDRATATION

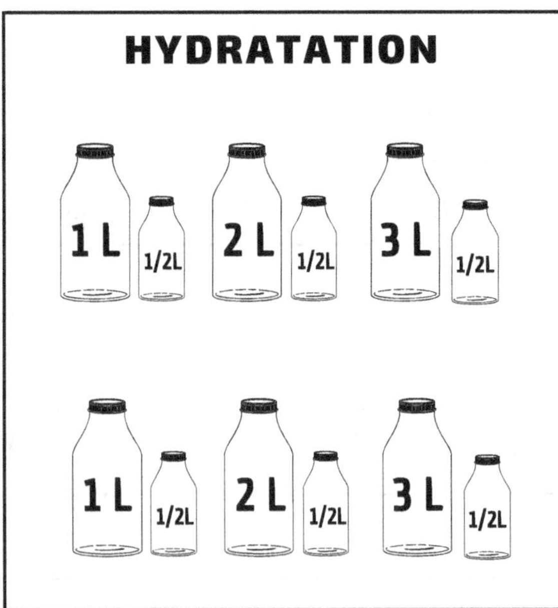

SOMMEIL

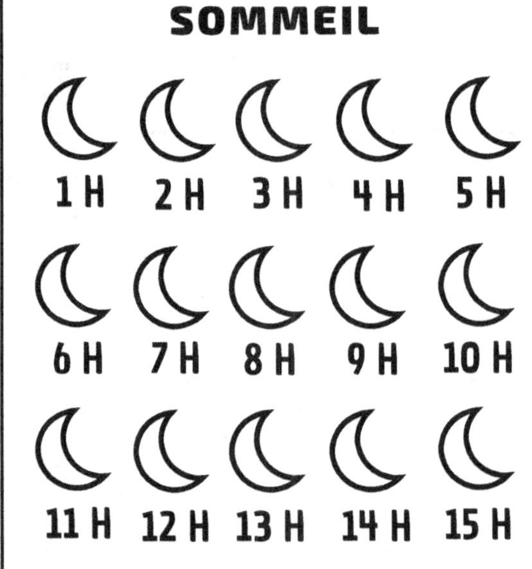

NOTES

DATE ..../............./.................................   POIDS ....

SÉANCE ....   DURÉE ....

ÉCHAUFFEMENT

Exercice	Répétition	Repos

Exercices

Exercice	Série	Charge	Répétition	Repos

ALIMENTATION

Repas	Calories	Carbs	Fat	Protéine

HYDRATATION

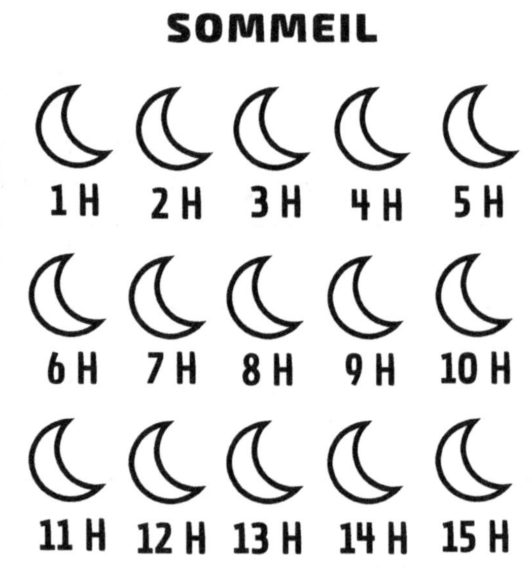

SOMMEIL

1 H 2 H 3 H 4 H 5 H
6 H 7 H 8 H 9 H 10 H
11 H 12 H 13 H 14 H 15 H

NOTES

....

....

....

....

DATE ..../............../...........................   POIDS ....

SÉANCE ....   DURÉE ....

ÉCHAUFFEMENT

Exercice	Répétition	Repos

Exercices

Exercice	Série	Charge	Répétition	Repos

ALIMENTATION

Repas	Calories	Carbs	Fat	Protéine

HYDRATATION

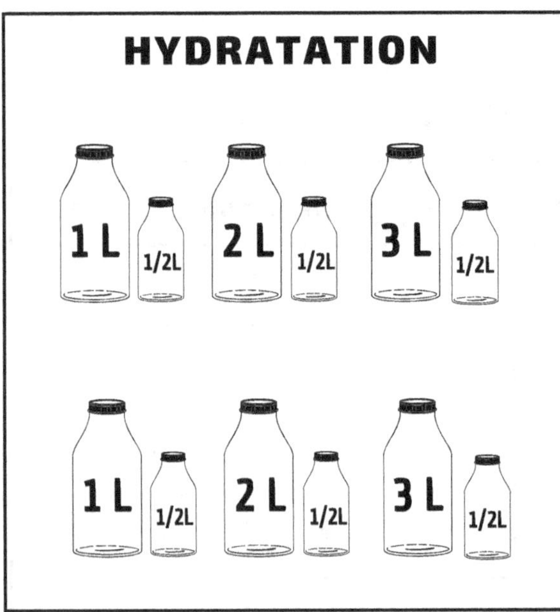

SOMMEIL

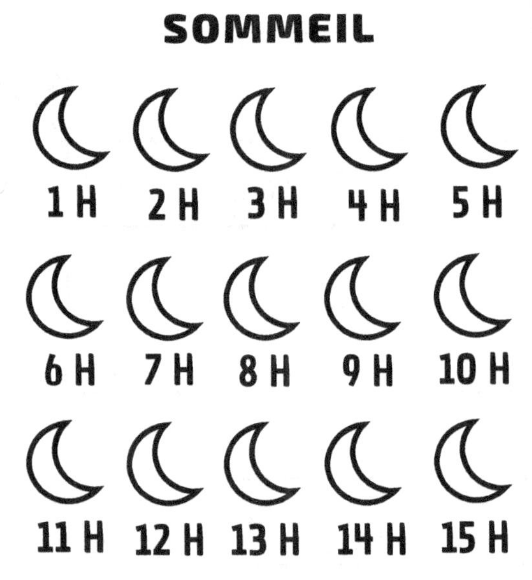

NOTES

....

....

....

....

....

DATE ..../............./............................. **POIDS** ....

SÉANCE .... **DURÉE** ....

ÉCHAUFFEMENT

Exercice	Répétition	Repos

Exercices

Exercice	Série	Charge	Répétition	Repos

ALIMENTATION

Repas	Calories	Carbs	Fat	Protéine

HYDRATATION

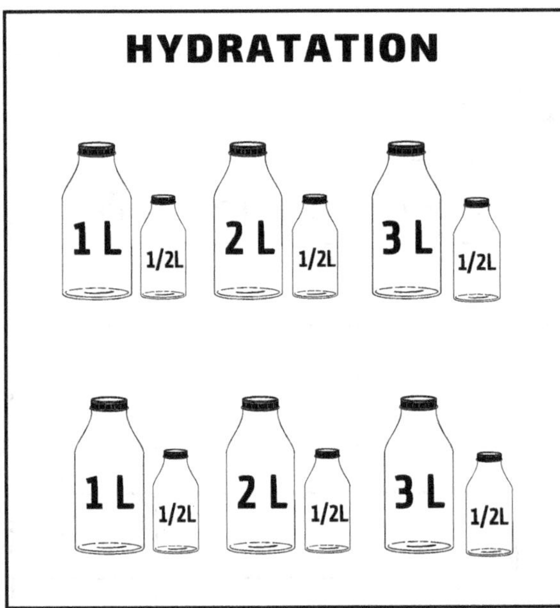

SOMMEIL

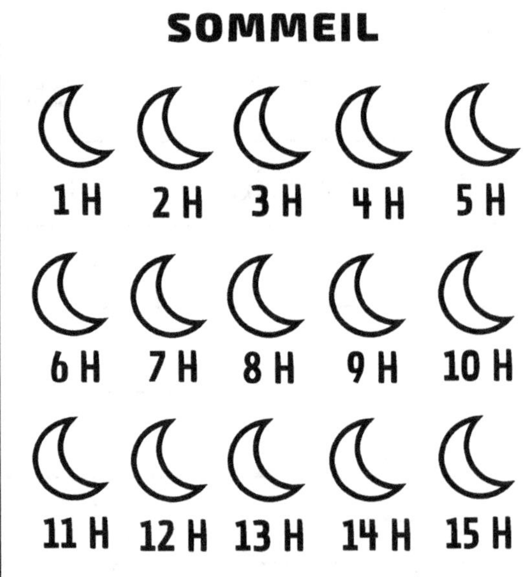

NOTES

....

....

....

....

....

DATE ..../................/................................ **POIDS** ....

SÉANCE .... **DURÉE** ....

ÉCHAUFFEMENT

Exercice	Répétition	Repos

Exercices

Exercice	Série	Charge	Répétition	Repos

ALIMENTATION

Repas	Calories	Carbs	Fat	Protéine

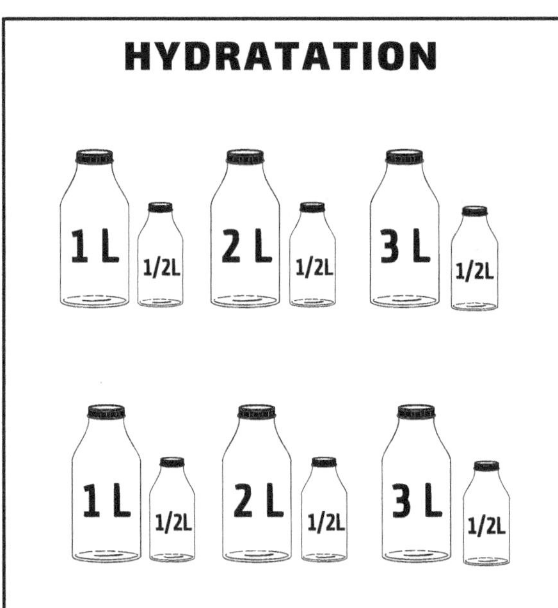

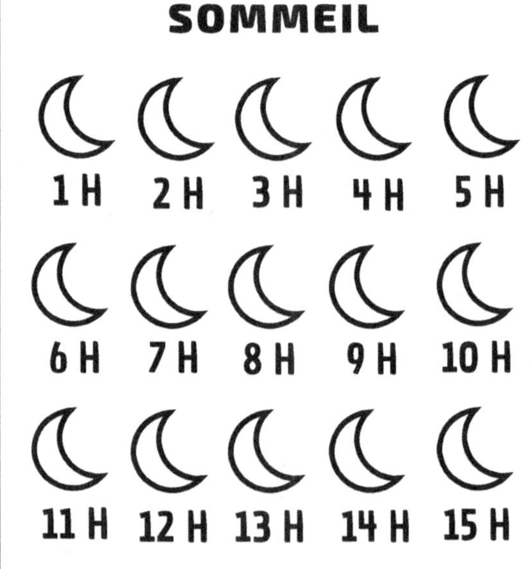

NOTES

....

....

....

....

DATE ..../............./...........................   **POIDS** ....

SÉANCE ....   **DURÉE** ....

ÉCHAUFFEMENT

Exercice	Répétition	Repos

Exercices

Exercice	Série	Charge	Répétition	Repos

ALIMENTATION

Repas	Calories	Carbs	Fat	Protéine

HYDRATATION

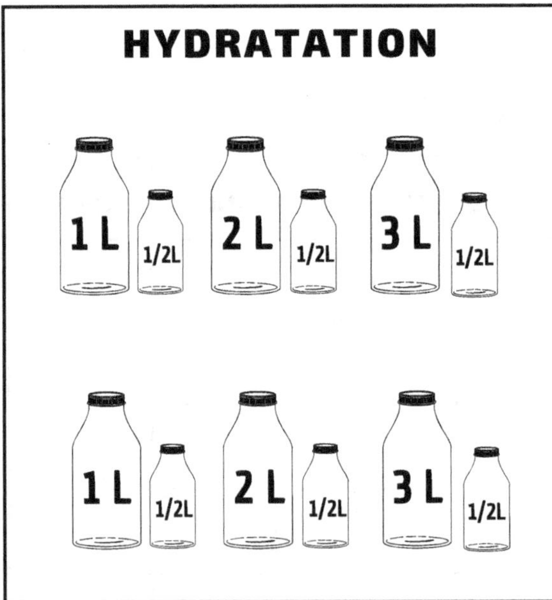

SOMMEIL

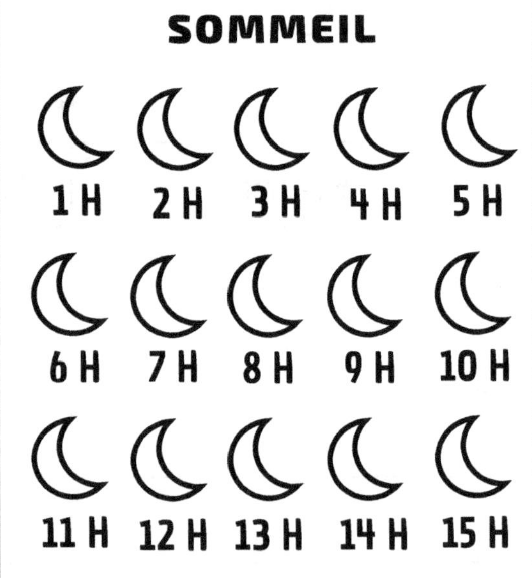

NOTES

....

....

....

....

DATE ..../.............../.......................... **POIDS** ....

SÉANCE .... **DURÉE** ....

ÉCHAUFFEMENT

Exercice	Répétition	Repos

Exercices

Exercice	Série	Charge	Répétition	Repos

ALIMENTATION

Repas	Calories	Carbs	Fat	Protéine

HYDRATATION

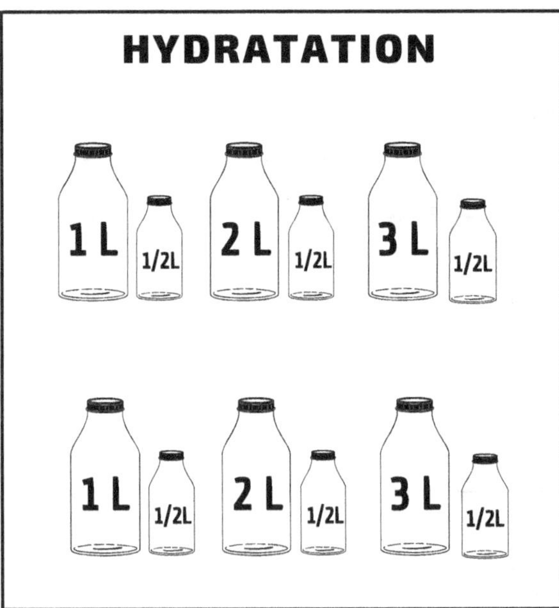

SOMMEIL

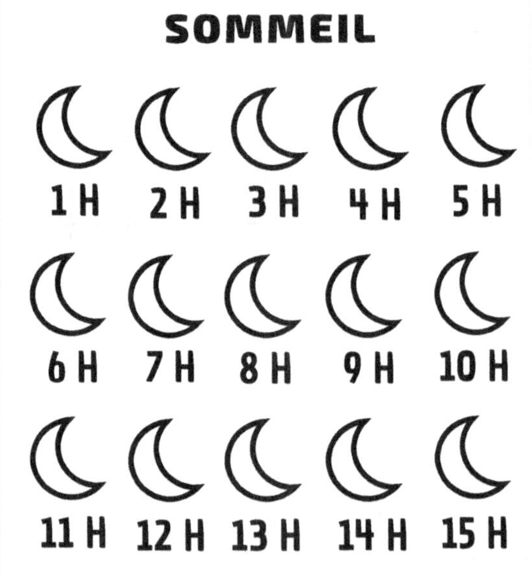

NOTES

....

....

....

....

....

Mon Bilan Hebdomadaire

MES MESURES

	Aujourd'hui	Objectif Prochain

MES PERFORMANCES

Type	Aujourd'hui	Objectif Prochain

Mes Objectifs Pour La Semaine Prochaine

BILAN

ÉVALUATION

DATE ..../................/.................................. **POIDS** ....

SÉANCE .... **DURÉE** ....

ÉCHAUFFEMENT

Exercice	Répétition	Repos

Exercices

Exercice	Série	Charge	Répétition	Repos

ALIMENTATION

Repas	Calories	Carbs	Fat	Protéine

HYDRATATION

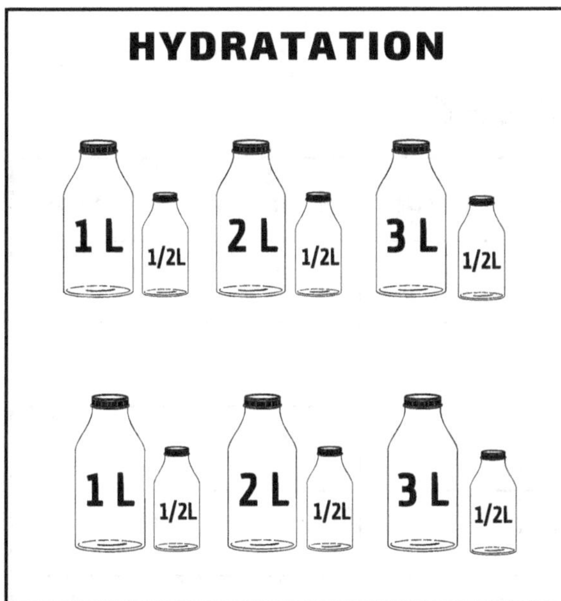

SOMMEIL

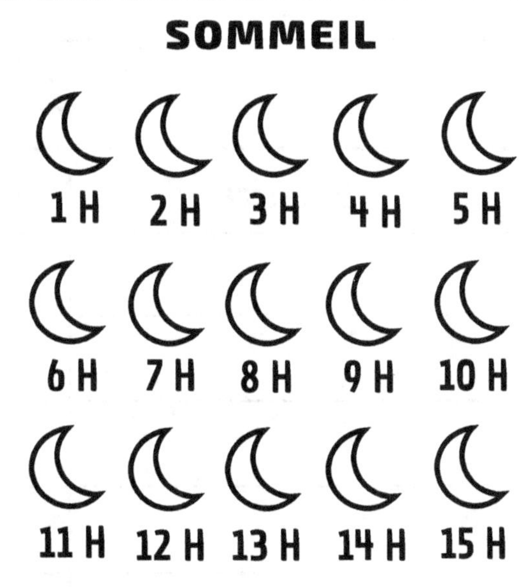

NOTES

....

....

....

....

DATE ..../............/............................ **POIDS** ....

SÉANCE .... **DURÉE** ....

ÉCHAUFFEMENT

Exercice	Répétition	Repos

Exercices

Exercice	Série	Charge	Répétition	Repos

ALIMENTATION

Repas	Calories	Carbs	Fat	Protéine

HYDRATATION

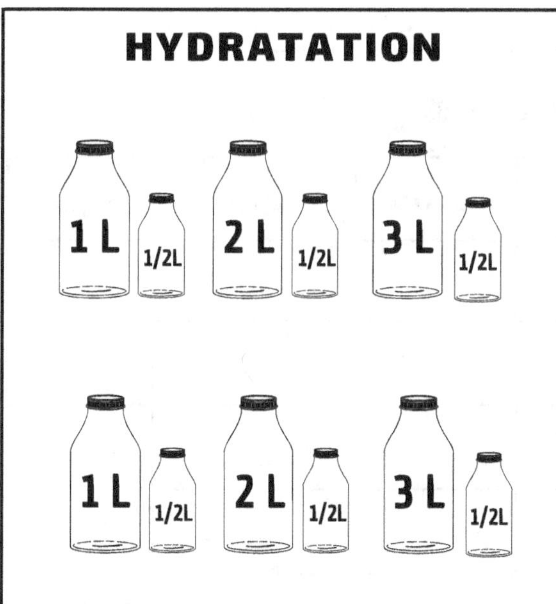

SOMMEIL

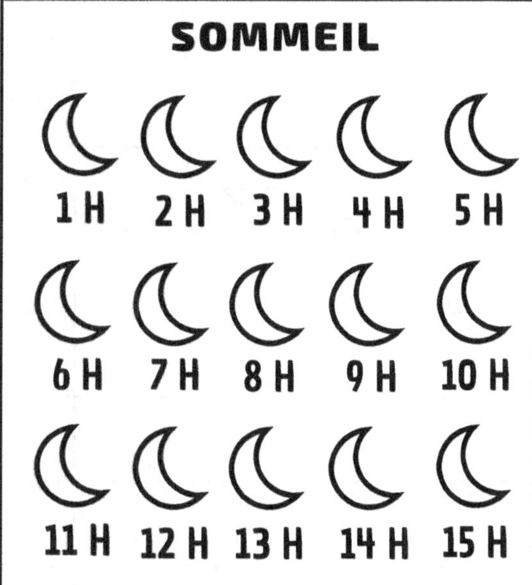

NOTES

....

....

....

....

....

DATE ..../............/................................

POIDS ....

SÉANCE ....

DURÉE ....

ÉCHAUFFEMENT

Exercice	Répétition	Repos

Exercices

Exercice	Série	Charge	Répétition	Repos

ALIMENTATION

Repas	Calories	Carbs	Fat	Protéine

HYDRATATION

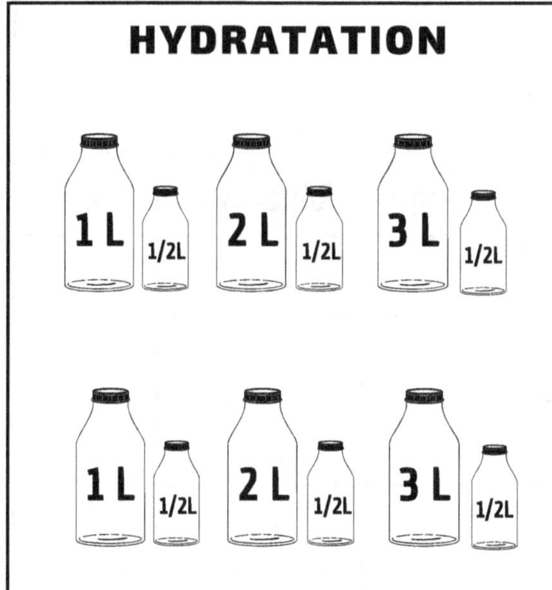

SOMMEIL

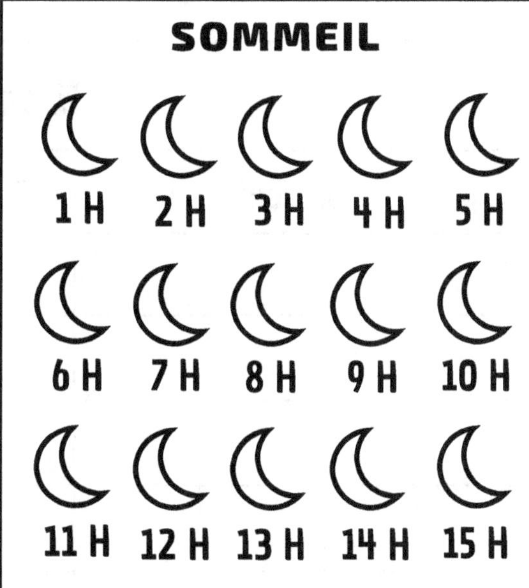

NOTES

....

....

....

....

DATE ..../............../............................   **POIDS** ....

SÉANCE ....   **DURÉE** ....

ÉCHAUFFEMENT

Exercice	Répétition	Repos

Exercices

Exercice	Série	Charge	Répétition	Repos

ALIMENTATION

Repas	Calories	Carbs	Fat	Protéine

HYDRATATION

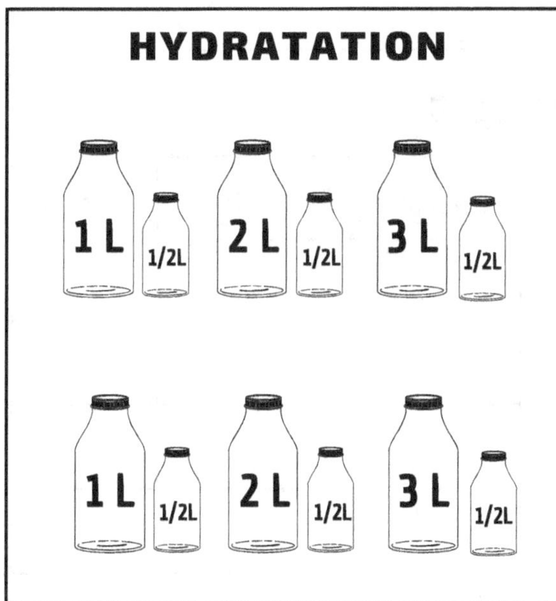

SOMMEIL

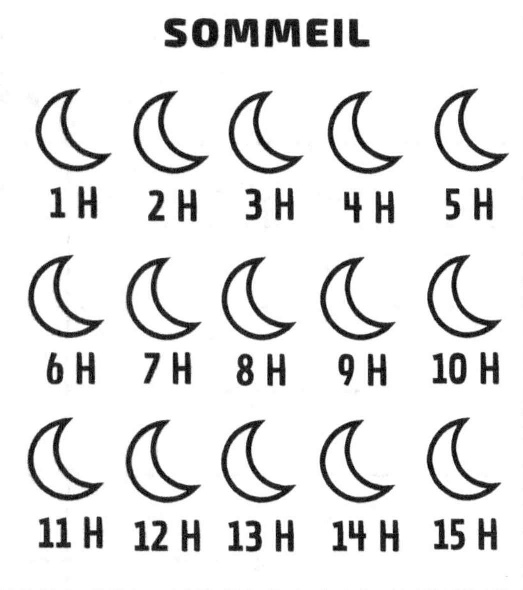

NOTES

....

....

....

....

....

ÉCHAUFFEMENT

Exercice	Répétition	Repos

Exercices

Exercice	Série	Charge	Répétition	Repos

ALIMENTATION

Repas	Calories	Carbs	Fat	Protéine

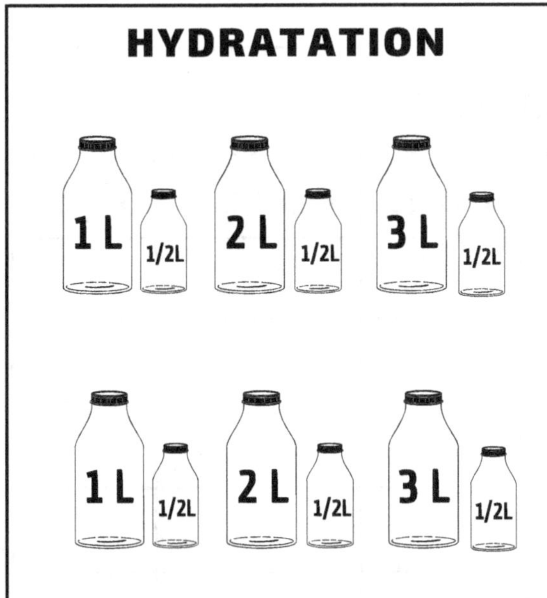

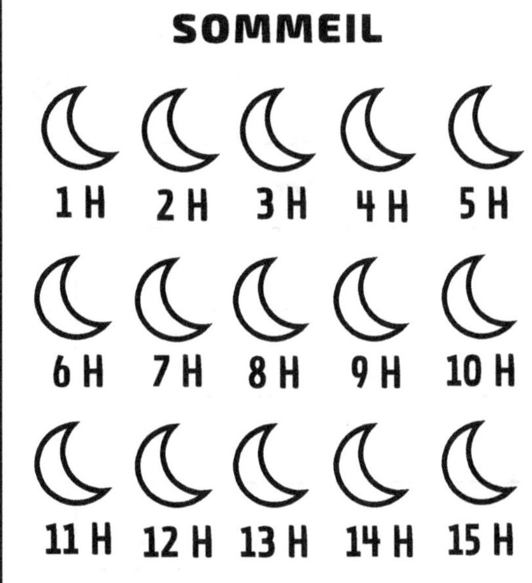

NOTES

....

....

....

....

DATE ..../.........../.........................   **POIDS** ....

SÉANCE ....   **DURÉE** ....

ÉCHAUFFEMENT

Exercice	Répétition	Repos

Exercices

Exercice	Série	Charge	Répétition	Repos

ALIMENTATION

Repas	Calories	Carbs	Fat	Protéine

HYDRATATION

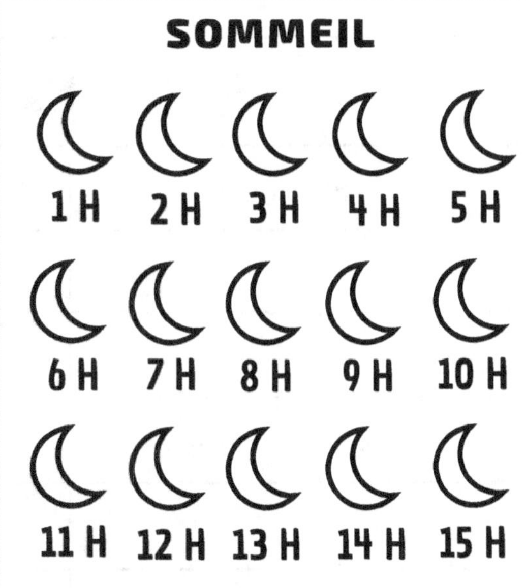

SOMMEIL

NOTES

DATE ..../............/.......................... **POIDS** ....

SÉANCE .... **DURÉE** ....

ÉCHAUFFEMENT

Exercice	Répétition	Repos

Exercices

Exercice	Série	Charge	Répétition	Repos

ALIMENTATION

Repas	Calories	Carbs	Fat	Protéine

HYDRATATION

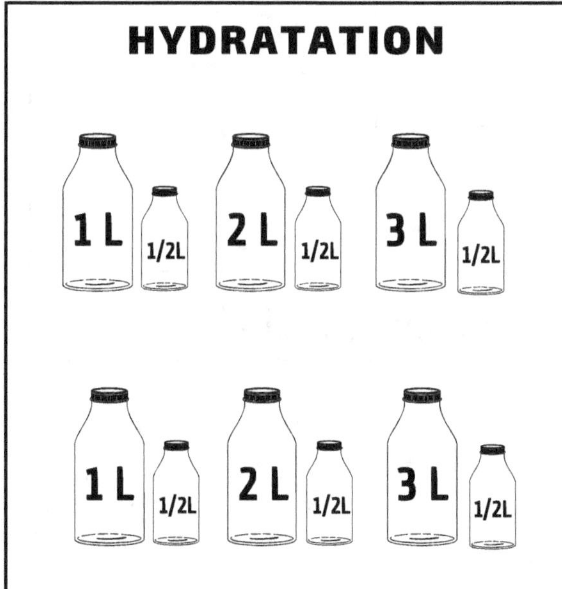

SOMMEIL

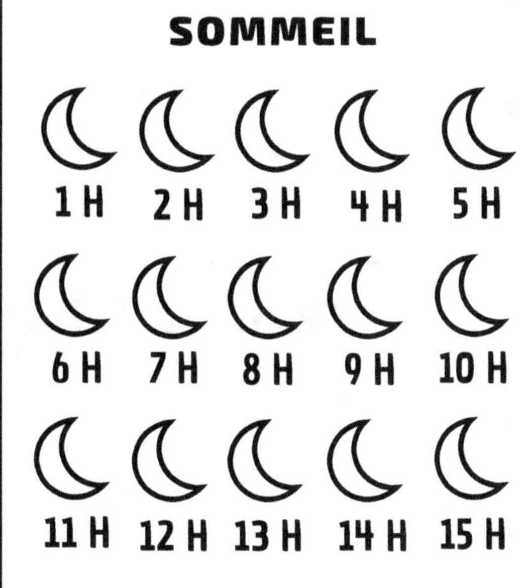

NOTES

....

....

....

....

Mon Bilan Hebdomadaire

MES MESURES

	Aujourd'hui	Objectif Prochain

MES PERFORMANCES

Type	Aujourd'hui	Objectif Prochain

Mes Objectifs Pour La Semaine Prochaine

BILAN

ÉVALUATION

☆ ☆ ☆ ☆ ☆

DATE ..../............./............................   **POIDS** ....

SÉANCE ....   **DURÉE** ....

ÉCHAUFFEMENT

Exercice	Répétition	Repos

Exercices

Exercice	Série	Charge	Répétition	Repos

ALIMENTATION

Repas	Calories	Carbs	Fat	Protéine

HYDRATATION

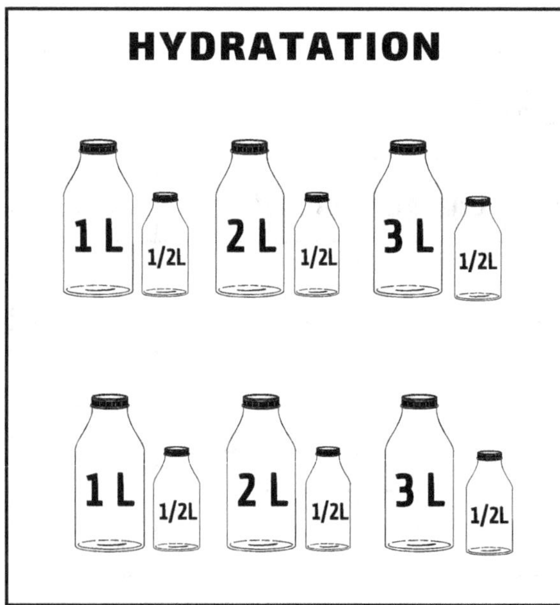

SOMMEIL

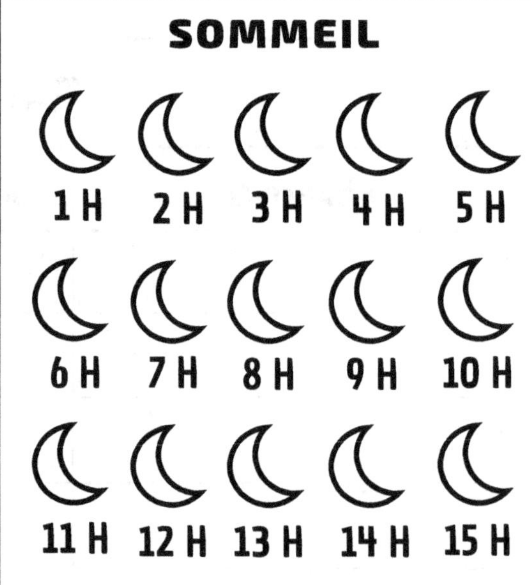

NOTES

....

....

....

....

DATE ..../............./........................ **POIDS** ....

SÉANCE .... **DURÉE** ....

ÉCHAUFFEMENT

Exercice	Répétition	Repos

Exercices

Exercice	Série	Charge	Répétition	Repos

ALIMENTATION

Repas	Calories	Carbs	Fat	Protéine

HYDRATATION

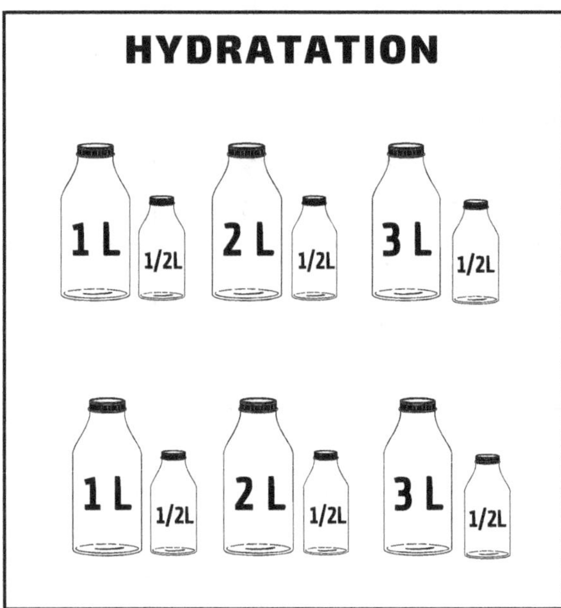

SOMMEIL

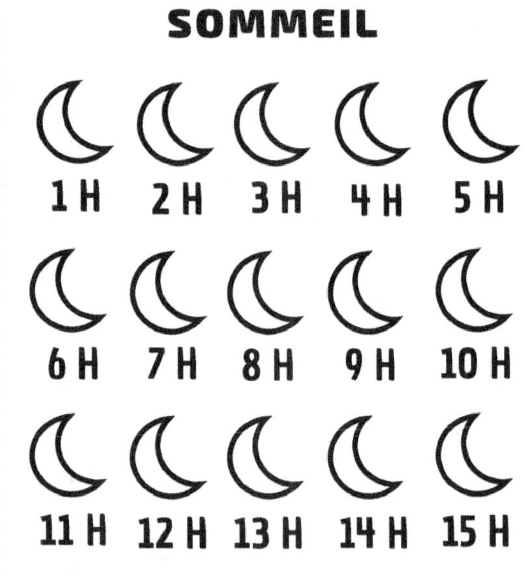

NOTES

....

....

....

....

DATE ..../.............../......................... **POIDS** ....

SÉANCE .... **DURÉE** ....

ÉCHAUFFEMENT

Exercice	Répétition	Repos

Exercices

Exercice	Série	Charge	Répétition	Repos

ALIMENTATION

Repas	Calories	Carbs	Fat	Protéine

HYDRATATION

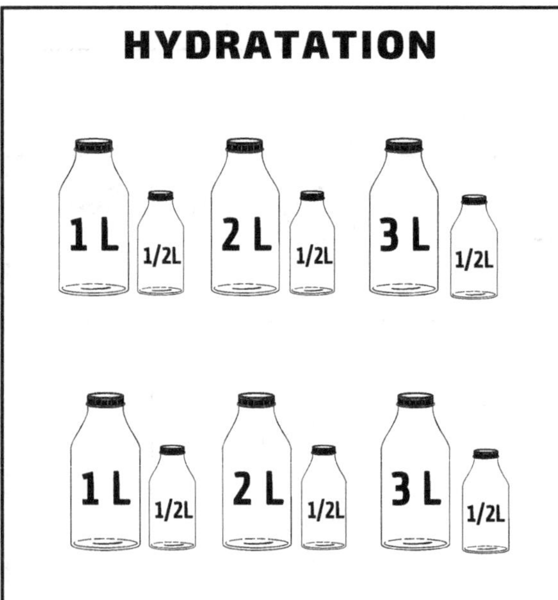

SOMMEIL

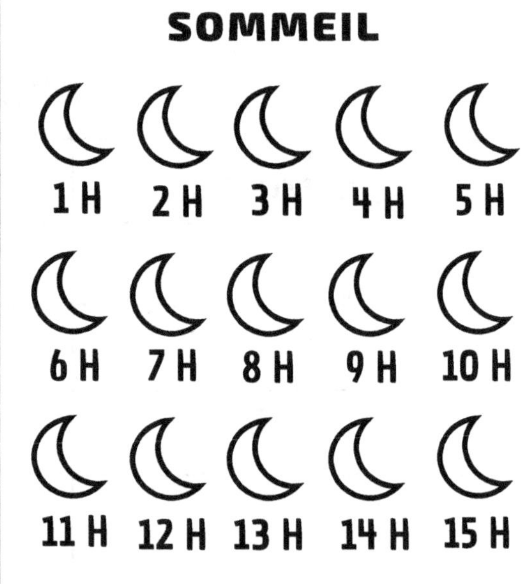

NOTES

DATE ..../............../.......................... **POIDS** ....

SÉANCE .... **DURÉE** ....

ÉCHAUFFEMENT

Exercice	Répétition	Repos

Exercices

Exercice	Série	Charge	Répétition	Repos

ALIMENTATION

Repas	Calories	Carbs	Fat	Protéine

HYDRATATION

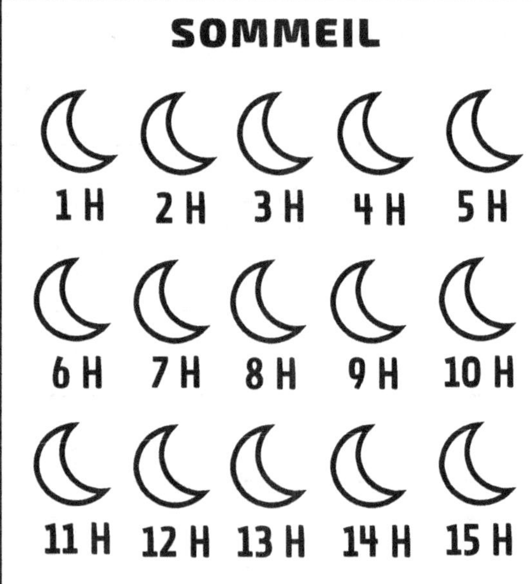

SOMMEIL

1 H 2 H 3 H 4 H 5 H

6 H 7 H 8 H 9 H 10 H

11 H 12 H 13 H 14 H 15 H

NOTES

....

....

....

....

....

DATE ..../.............../............................   **POIDS** ....

SÉANCE ....   **DURÉE** ....

ÉCHAUFFEMENT

Exercice	Répétition	Repos

Exercices

Exercice	Série	Charge	Répétition	Repos

ALIMENTATION

Repas	Calories	Carbs	Fat	Protéine

HYDRATATION

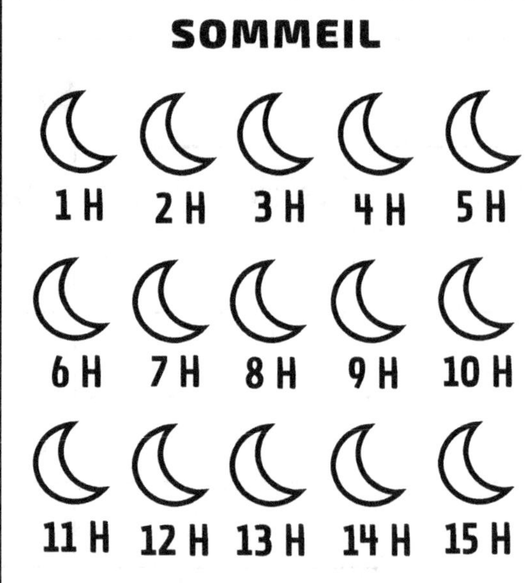

SOMMEIL

1 H 2 H 3 H 4 H 5 H

6 H 7 H 8 H 9 H 10 H

11 H 12 H 13 H 14 H 15 H

NOTES

DATE ..../.............../..........................   **POIDS** ....

SÉANCE ....   **DURÉE** ....

ÉCHAUFFEMENT

Exercice	Répétition	Repos

Exercices

Exercice	Série	Charge	Répétition	Repos

ALIMENTATION

Repas	Calories	Carbs	Fat	Protéine

HYDRATATION

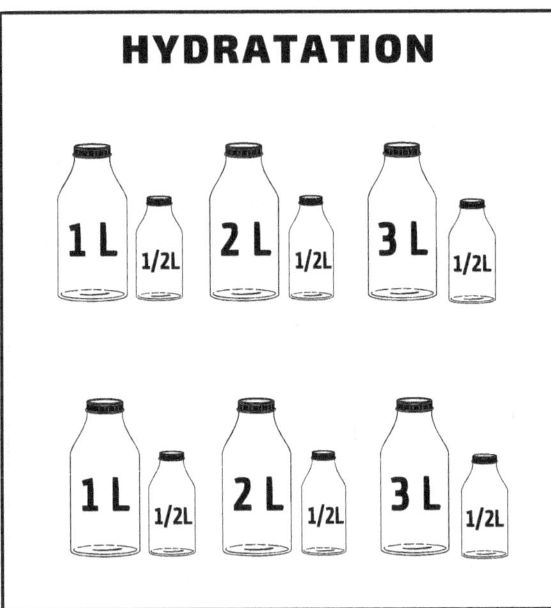

SOMMEIL

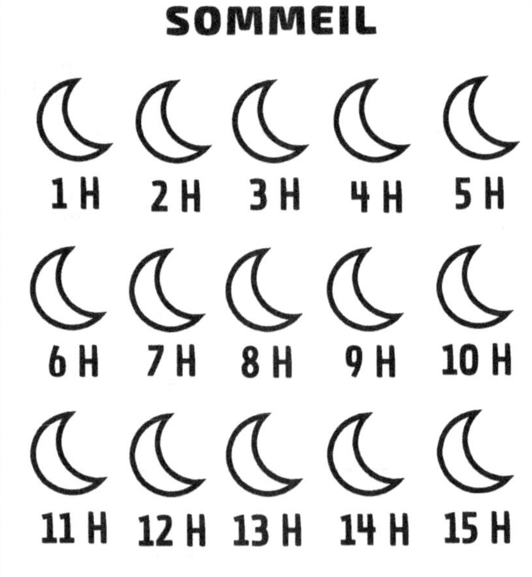

NOTES

DATE ..../............../........................... POIDS ....

SÉANCE .... DURÉE ....

ÉCHAUFFEMENT

Exercice	Répétition	Repos

Exercices

Exercice	Série	Charge	Répétition	Repos

ALIMENTATION

Repas	Calories	Carbs	Fat	Protéine

HYDRATATION

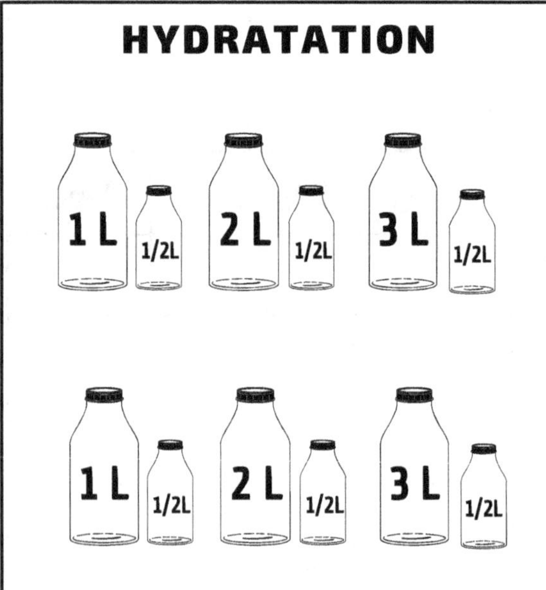

SOMMEIL

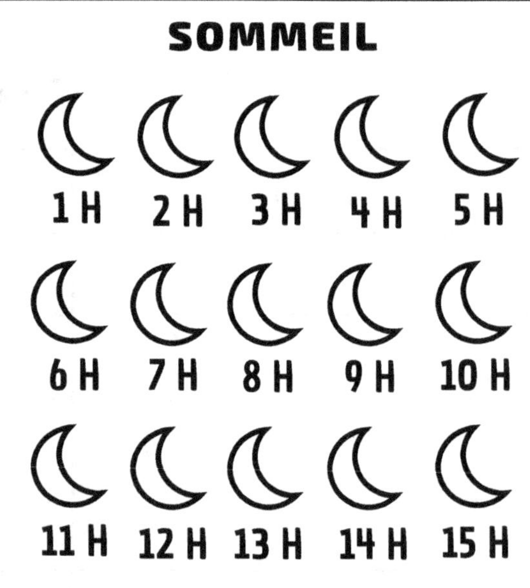

NOTES

....

....

....

....

Mon Bilan Hebdomadaire

MES MESURES

	Aujourd'hui	Objectif Prochain

MES PERFORMANCES

Type	Aujourd'hui	Objectif Prochain

Mes Objectifs Pour La Semaine Prochaine

BILAN

ÉVALUATION

DATE ..../............/.............................. **POIDS** ....

SÉANCE .... **DURÉE** ....

ÉCHAUFFEMENT

Exercice	Répétition	Repos

Exercices

Exercice	Série	Charge	Répétition	Repos

ALIMENTATION

Repas	Calories	Carbs	Fat	Protéine

HYDRATATION

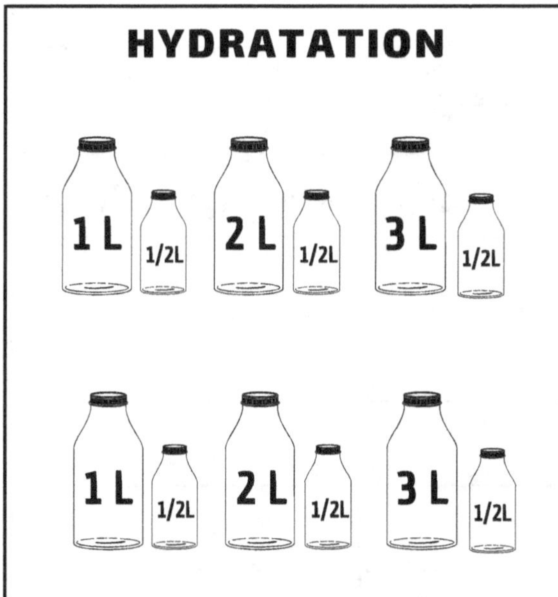

SOMMEIL

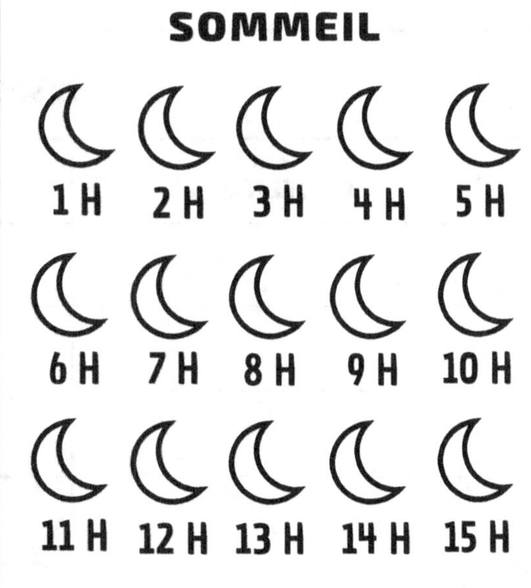

NOTES

....

....

....

....

....

DATE ..../............./........................... **POIDS** ....

SÉANCE .... **DURÉE** ....

ÉCHAUFFEMENT

Exercice	Répétition	Repos

Exercices

Exercice	Série	Charge	Répétition	Repos

ALIMENTATION

Repas	Calories	Carbs	Fat	Protéine

HYDRATATION

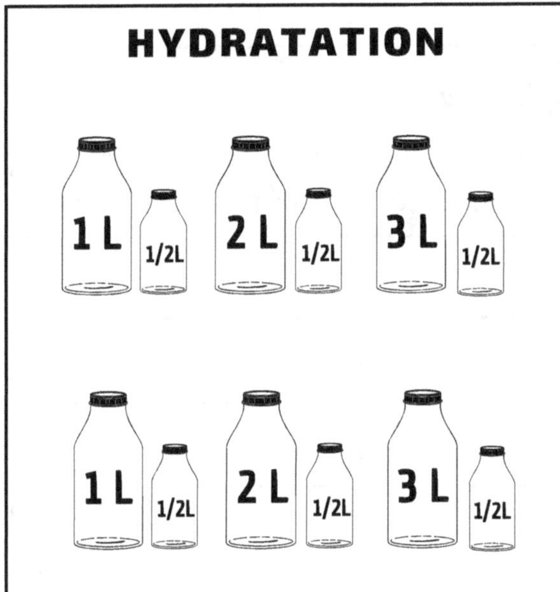

SOMMEIL

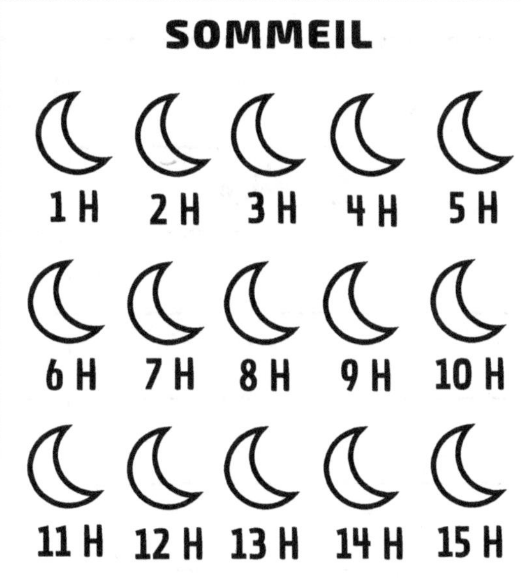

NOTES

....

....

....

....

DATE ..../............./........................ **POIDS** ....

SÉANCE .... **DURÉE** ....

ÉCHAUFFEMENT

Exercice	Répétition	Repos

Exercices

Exercice	Série	Charge	Répétition	Repos

ALIMENTATION

Repas	Calories	Carbs	Fat	Protéine

HYDRATATION

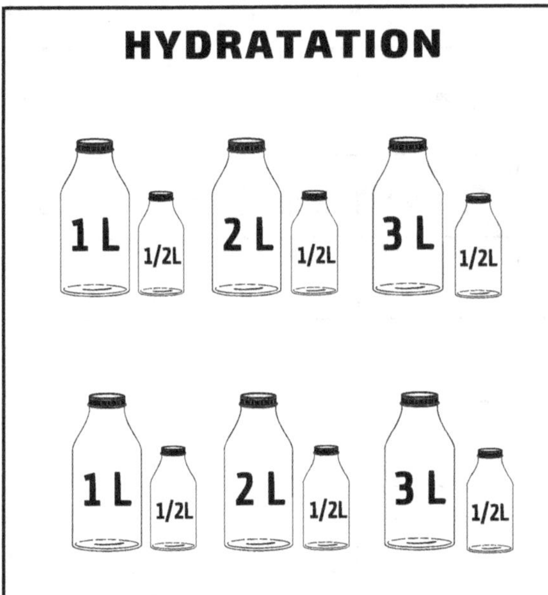

SOMMEIL

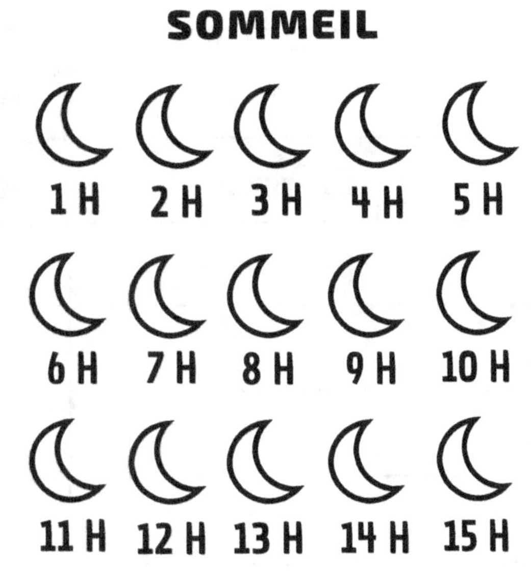

NOTES

....

....

....

....

....

DATE ..../.............../...........................   **POIDS** ....

SÉANCE ....   **DURÉE** ....

ÉCHAUFFEMENT

Exercice	Répétition	Repos

Exercices

Exercice	Série	Charge	Répétition	Repos

ALIMENTATION

Repas	Calories	Carbs	Fat	Protéine

HYDRATATION

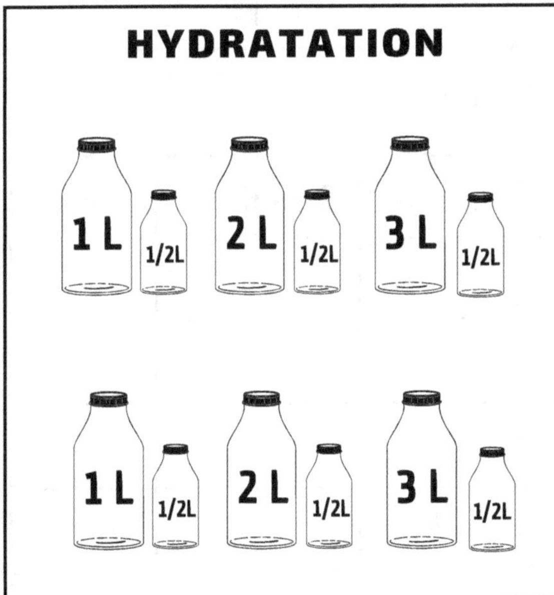

SOMMEIL

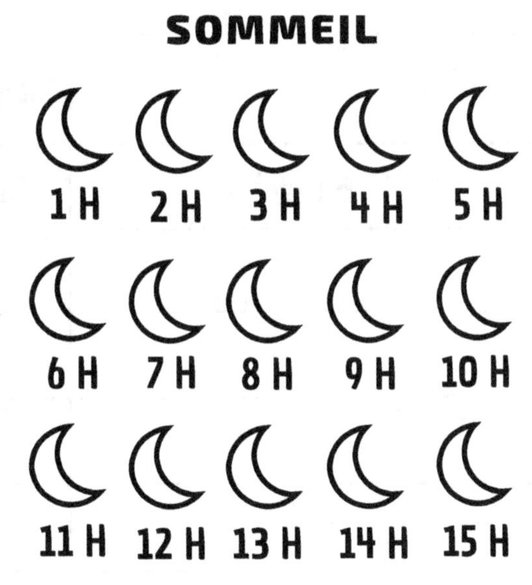

NOTES

....

....

....

....

....

DATE ..../............/............................   **POIDS** ....

SÉANCE ....   **DURÉE** ....

ÉCHAUFFEMENT

Exercice	Répétition	Repos

Exercices

Exercice	Série	Charge	Répétition	Repos

ALIMENTATION

Repas	Calories	Carbs	Fat	Protéine

HYDRATATION

SOMMEIL

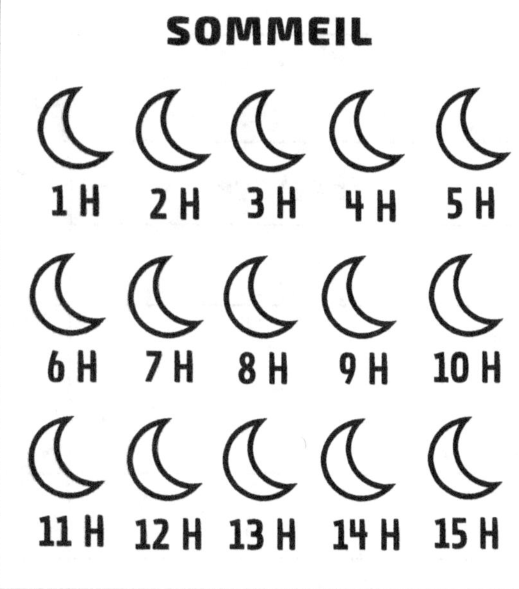

NOTES

....

....

....

....

DATE ..../............./.. **POIDS** ....

SÉANCE .... **DURÉE** ....

ÉCHAUFFEMENT

Exercice	Répétition	Repos

Exercices

Exercice	Série	Charge	Répétition	Repos

ALIMENTATION

Repas	Calories	Carbs	Fat	Protéine

HYDRATATION

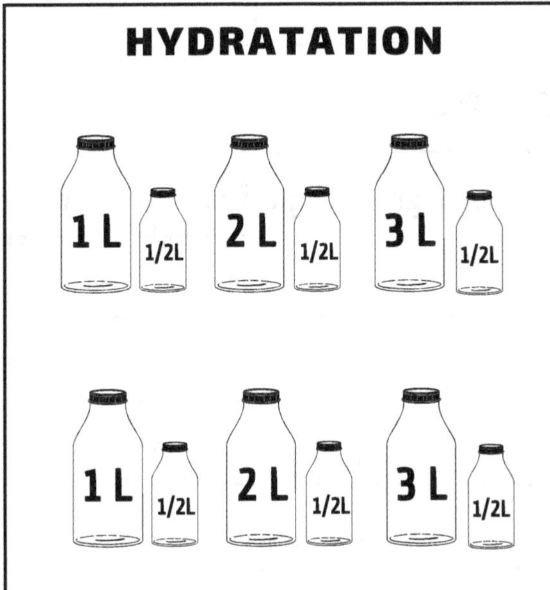

SOMMEIL

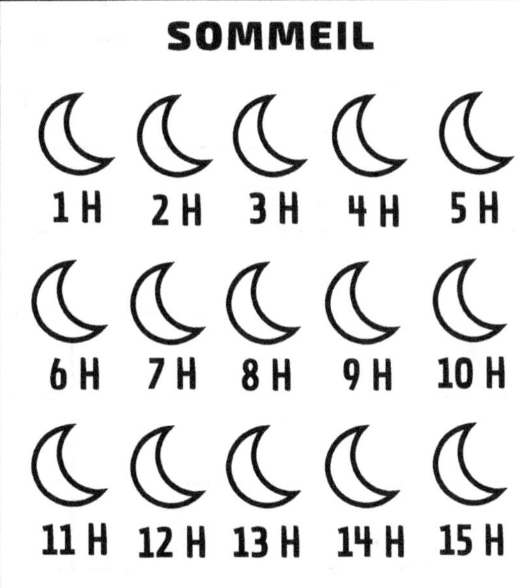

NOTES

....

....

....

....

....

DATE ..../............/........................ **POIDS** ....

SÉANCE .... **DURÉE** ....

ÉCHAUFFEMENT

Exercice	Répétition	Repos

Exercices

Exercice	Série	Charge	Répétition	Repos

ALIMENTATION

Repas	Calories	Carbs	Fat	Protéine

HYDRATATION

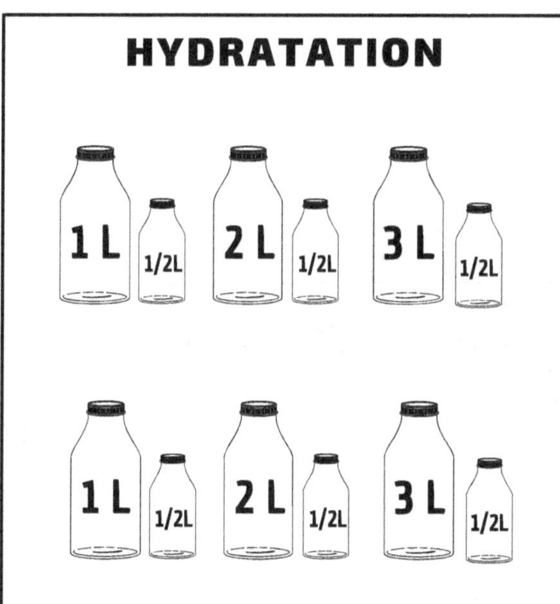

SOMMEIL

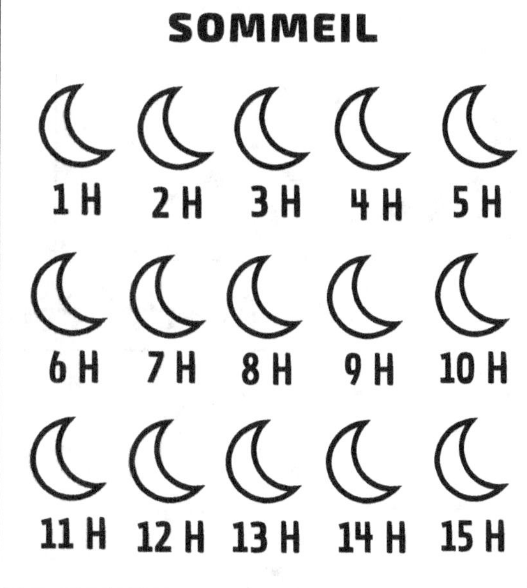

NOTES

....

....

....

....

Mon Bilan Hebdomadaire

MES MESURES

	Aujourd'hui	Objectif Prochain

MES PERFORMANCES

Type	Aujourd'hui	Objectif Prochain

Mes Objectifs Pour La Semaine Prochaine

BILAN

ÉVALUATION

☆
☆
☆
☆
☆

DATE ..../............./........................   **POIDS** ....

SÉANCE ....   **DURÉE** ....

ÉCHAUFFEMENT

Exercice	Répétition	Repos

Exercices

Exercice	Série	Charge	Répétition	Repos

ALIMENTATION

Repas	Calories	Carbs	Fat	Protéine

HYDRATATION

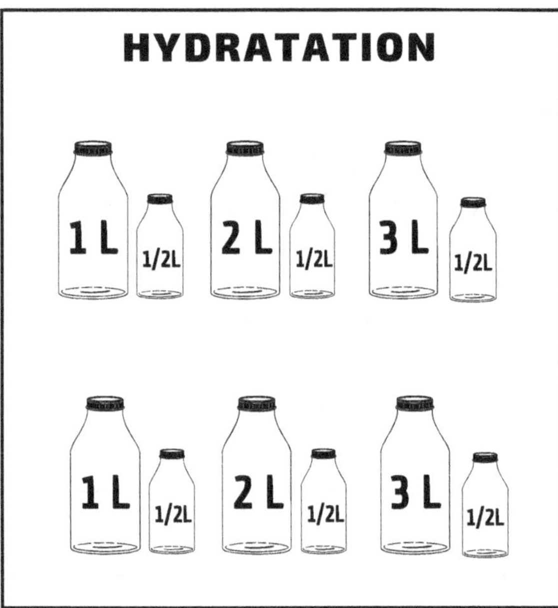

SOMMEIL

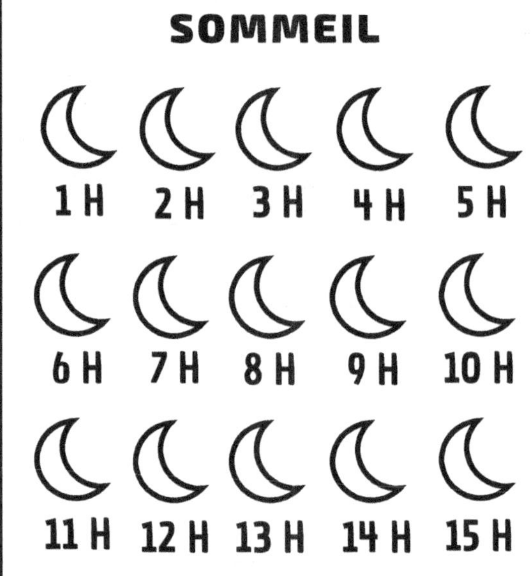

NOTES

....

....

....

....

DATE ..../.............../.............................   **POIDS** ....

SÉANCE ....   **DURÉE** ....

ÉCHAUFFEMENT

Exercice	Répétition	Repos

Exercices

Exercice	Série	Charge	Répétition	Repos

ALIMENTATION

Repas	Calories	Carbs	Fat	Protéine

HYDRATATION

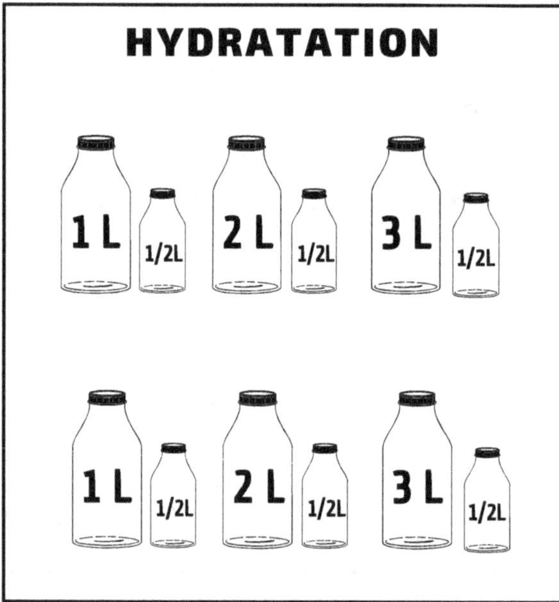

SOMMEIL

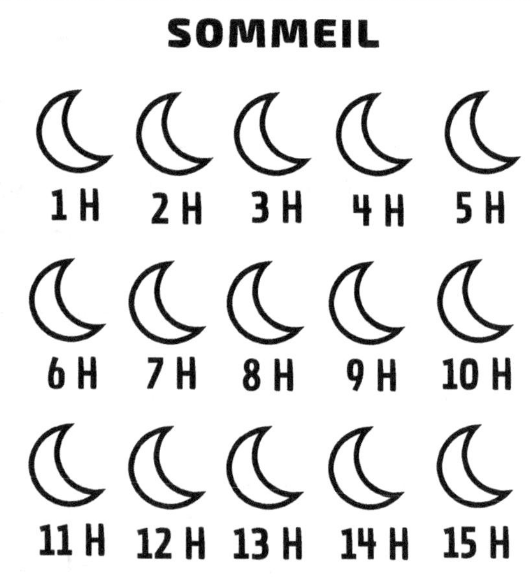

NOTES

....

....

....

....

....

DATE ..../.............../............................   **POIDS** ....

SÉANCE ....   **DURÉE** ....

ÉCHAUFFEMENT

Exercice	Répétition	Repos

Exercices

Exercice	Série	Charge	Répétition	Repos

ALIMENTATION

Repas	Calories	Carbs	Fat	Protéine

HYDRATATION

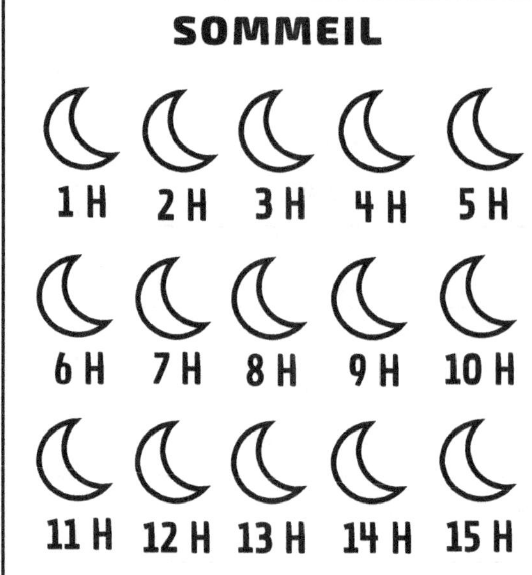

SOMMEIL

1 H 2 H 3 H 4 H 5 H

6 H 7 H 8 H 9 H 10 H

11 H 12 H 13 H 14 H 15 H

NOTES

DATE ..../............/.............................   **POIDS** ....

SÉANCE ....   **DURÉE** ....

ÉCHAUFFEMENT

Exercice	Répétition	Repos

Exercices

Exercice	Série	Charge	Répétition	Repos

ALIMENTATION

Repas	Calories	Carbs	Fat	Protéine

HYDRATATION

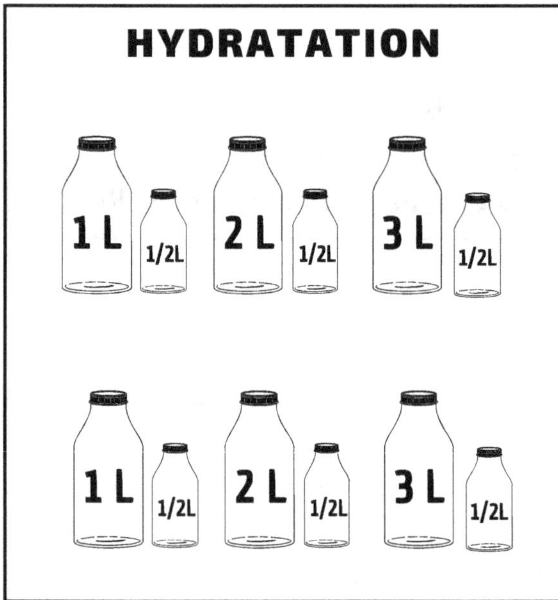

SOMMEIL

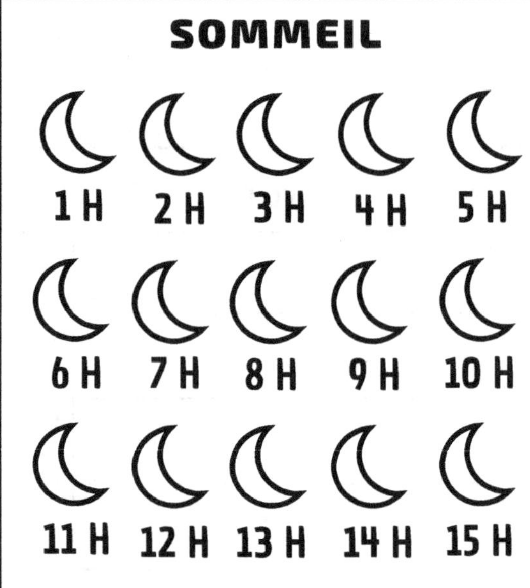

NOTES

....

....

....

....

....

DATE ..../............./................................   **POIDS** ....

SÉANCE ....   **DURÉE** ....

ÉCHAUFFEMENT

Exercice	Répétition	Repos

Exercices

Exercice	Série	Charge	Répétition	Repos

ALIMENTATION

Repas	Calories	Carbs	Fat	Protéine

HYDRATATION

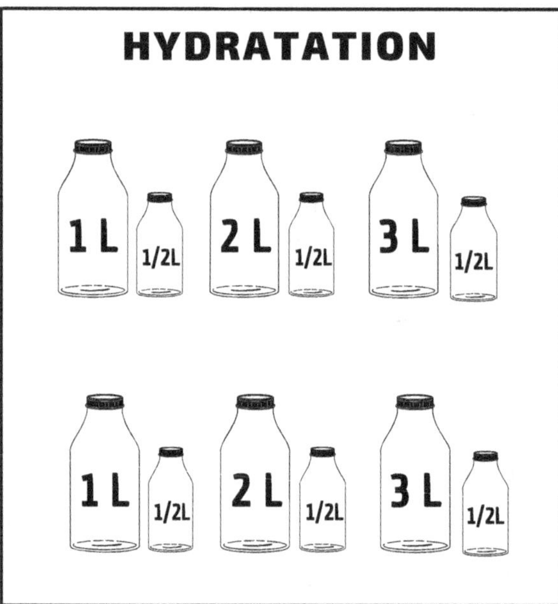

SOMMEIL

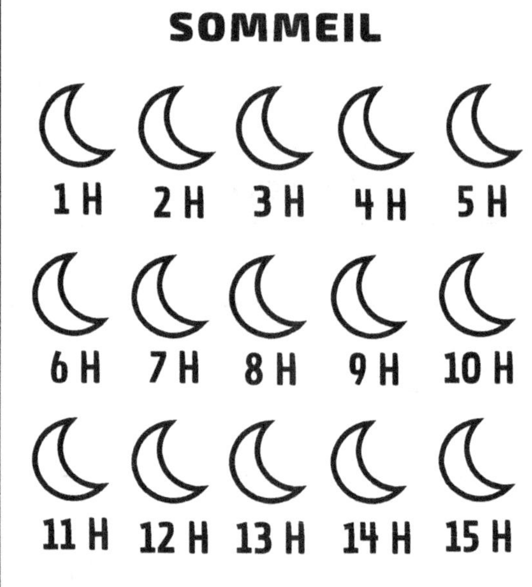

NOTES

....

....

....

....

DATE ..../............/............................   **POIDS** ....

SÉANCE ....   **DURÉE** ....

ÉCHAUFFEMENT

Exercice	Répétition	Repos

Exercices

Exercice	Série	Charge	Répétition	Repos

ALIMENTATION

Repas	Calories	Carbs	Fat	Protéine

HYDRATATION

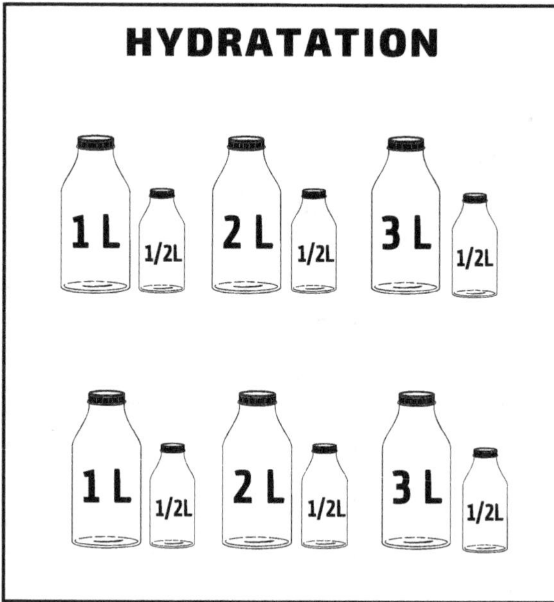

SOMMEIL

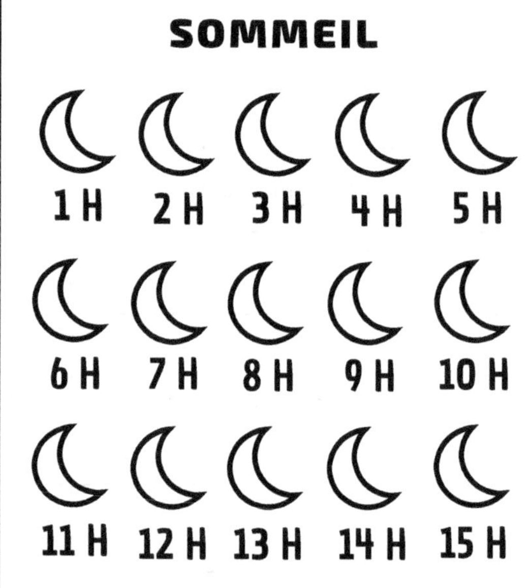

NOTES

....

....

....

....

....

DATE ..../............./............................ **POIDS** ....

SÉANCE .... **DURÉE** ....

ÉCHAUFFEMENT

Exercice	Répétition	Repos

Exercices

Exercice	Série	Charge	Répétition	Repos

ALIMENTATION

Repas	Calories	Carbs	Fat	Protéine

HYDRATATION

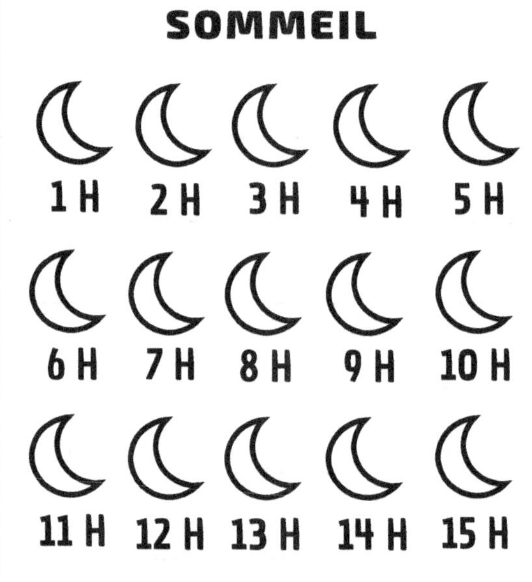

SOMMEIL

1 H 2 H 3 H 4 H 5 H

6 H 7 H 8 H 9 H 10 H

11 H 12 H 13 H 14 H 15 H

NOTES

....

....

....

....

....

Mon Bilan Hebdomadaire

MES MESURES

	Aujourd'hui	Objectif Prochain

MES PERFORMANCES

Type	Aujourd'hui	Objectif Prochain

Mes Objectifs Pour La Semaine Prochaine

BILAN

ÉVALUATION

☆
☆
☆
☆
☆

Mon Bilan Final

MES MESURES

	Aujourd'hui

MES PERFORMANCES

Type	Aujourd'hui

Mon Bilan

ÉVALUATION ☆ ☆ ☆ ☆ ☆